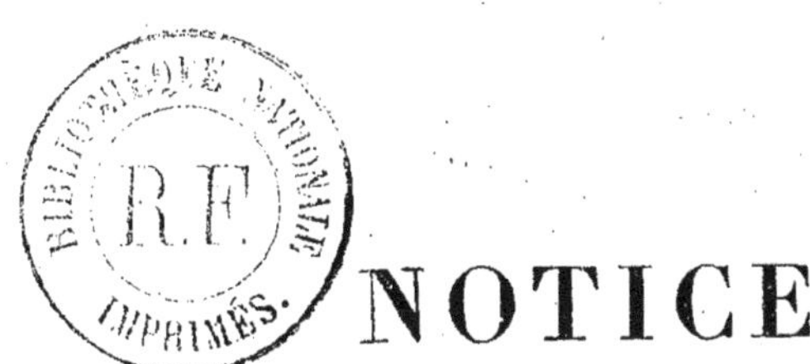

NOTICE

SUR LE TRAITEMENT

DES

DIFFORMITÉS DE LA TAILLE.

PARIS. — IMPRIMERIE DE BOURGOGNE ET MARTINET,
rue Jacob, 30

NOTICE

SUR LE TRAITEMENT

DES

DIFFORMITÉS DE LA TAILLE

AU MOYEN DE LA CEINTURE A INCLINAISON,

Sans Lits à extension ni Béquilles,

Contenant un Aperçu

DE QUELQUES UNS DES NOUVEAUX RÉSULTATS

OBTENUS

DANS L'INSTITUT ORTHOPÉDIQUE SPÉCIAL

DU

Dʀ TAVERNIER,

A PARIS.

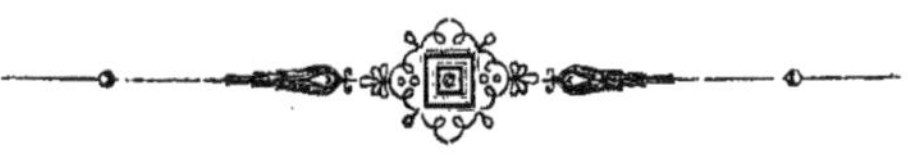

PARIS,

CHEZ GERMER BAILLIÈRE, LIBRAIRE,
RUE DE L'ÉCOLE-DE-MÉDECINE, 17,

ET A L'OFFICE UNIVERSEL,
Place de la Bourse au coin de la rue de la Bourse.

1841

NOTICE

SUR LE TRAITEMENT

DES

DIFFORMITÉS DE LA TAILLE.

Origine et importance de la ceinture à levier

Expériences authentiques. — Approbation de l'Académie royale do médecine.

Ainsi que toutes les découvertes importantes qui, ouvrant une voie nouvelle aux sciences d'application, ne peuvent se faire jour qu'en renversant les idées reçues, en attaquant des préjugés, en froissant des intérêts privés, celle que nous signalons à l'attention des hommes de l'art, et dont nous nous sommes imposé la mission de multiplier les bienfaits, la découverte de la ceinture à inclinaison devait subir, et a subi en effet, les honneurs de la persécution. On l'a niée, on l'a dépréciée, on l'a même calomniée, car les attaques dont son auteur a été l'objet furent moins dirigées contre lui-même que contre son nouveau moyen orthopédique dont on craignait avec raison la concurrence. Abaissée par les uns, exaltée par les autres, *la ceinture à levier*, généralement mal connue, veut être appréciée à sa juste valeur; et si elle ne justifie pas les exagérations de ceux qui l'ont envisagée comme le seul et unique moyen orthopédique rationnel et efficace, elle est loin de mériter le dédain affecté qu'on affiche pour elle, tout en profitant dans le silence (1) des avantages qu'on cher-

cherait en vain à lui disputer aujourd'hui, puisqu'ils ont pour eux la double sanction du raisonnement et de l'expérience.

C'est dans le but d'éclairer les médecins nos confrères et les pères de famille sur l'importance réelle de ce nouveau moyen de traitement d'une des affections les plus fàcheuses pour le sexe, et dont la déplorable fréquence est une des plaies des sociétés modernes, que cette notice a été rédigée. Elle ne contient rien qui ne pût être prouvé;

objection sérieuse contre l'emploi de la ceinture à levier, un des meilleurs arguments en sa faveur est l'empressement avec lequel orthopédistes, mécaniciens, bandagistes, ont, à l'envi, imité plus ou moins servilement, disons mieux, dénaturé cet appareil, resté stérile ou devenu dangereux dans leurs mains inhabiles. La simplicité de la ceinture à inclinaison, qui ne leur a pas permis de deviner les difficultés de son application ni les ressources qu'elle présente, a éveillé la cupidité de maints artistes, qui se sont crus appelés à faire sur le corps humain l'application de cet instrument, par cela seul qu'ils savaient le fabriquer; mais leurs vains efforts pour lui faire subir de prétendus perfectionnements, pour y ajouter, celui-ci des béquilles, ou quelques plaques de cuir mal assujetties, celui-là un corset incommode, des courroies ou des coussins inutiles, d'autres des leviers sans point d'appui, démontrent assez leur ignorance de cette méthode. Ils ne se sont pas aperçus qu'ils prostituaient ainsi une précieuse machine, qui réunit les deux qualités fondamentales qu'on chercherait inutilement dans aucune de celles qu'ils emploient, *la puissance* et *la simplicité*.

(1) Après l'évidence des faits et l'absence de toute

1

aussi, bien qu'elle n'offre point de ces cures miraculeuses qui semblent devoir signaler toute découverte d'un procédé nouveau, on y trouvera, nous l'espérons, dans le simple exposé de quelques uns des faits qui nous sont propres, assez de motifs de conviction pour ne plus mettre en doute la supériorité de la ceinture à levier dans les cas où son emploi est indiqué.

Il y a quelque dix ans à peine, qu'à la voix de plusieurs bons esprits frappés du vice des méthodes d'extension, la gymnastique fut généralement appliquée au traitement des difformités du système osseux; c'était le dernier et le plus important progrès dont se pût glorifier l'orthopédie. Cependant celle-ci n'avait pas gagné en puissance ce qu'elle paraissait avoir perdu en inconvénients; elle ne redressait pas plus vite le rachis; elle n'obligeait pas moins les jeunes filles, pour les cas les plus simples de déviations de l'épine, à se soumettre à l'usage de machines effrayantes, à la lenteur de procédés impuissants; elle ne les exposait pas moins à perdre en quelques mois, en quelques jours même, le fruit de plusieurs années de souffrances ; et l'on en était encore à chercher le moyen d'affranchir cet art de ses plus graves défauts, et d'assurer en même temps ses résultats : on attendait, sans oser l'espérer, l'invention d'un procédé qui pût *redresser les courbures pathologiques du rachis, le plus sûrement, le plus promptement, le plus commodément possible, sans nuire à l'exercice d'aucune fonction, sans déranger les habitudes de la vie sociale, et tout en plaçant le sujet dans les conditions les plus favorables à l'entretien de sa santé et à l'amélioration de sa constitution.*

La réalisation d'un pareil projet avait dû paraître si difficile, si impossible même, qu'il est à croire que peu de personnes aient eu la prétention d'y atteindre ; et les rares efforts faits dans ce sens prouvent assez qu'un tel procédé était regardé comme une chimère, d'autant plus qu'après avoir essayé des machines portatives, on en était réduit en quelque sorte au simple décubitus prolongé et à l'extension horizontale. En effet, tant d'indications si diverses, en présence de principes thérapeutiques si vagues, si peu philosophiques, en présence de moyens de traitement si grossiers, si impuissants ou si dangereux, avaient dû mettre long-temps les praticiens dans l'alternative, ou de tenter des procédés qui répugnaient à leur sagacité et à leur expérience, et dont l'emploi leur paraissait un mal plus grand que le mal lui-même; ou, comme ils le faisaient ordinairement, d'abandonner à elles-mêmes des difformités qui en dernière analyse n'ont souvent d'autre inconvénient que de nuire à la régularité des formes.

Tel était le découragement des derniers siècles, que, jusqu'au moment où Venel conseilla, le premier, les lits à extension, on traitait les déviations du rachis avec des formules pharmaceutiques que les théories des humoristes semblaient prescrire, ou bien on opposait à ces infirmités des manœuvres absurdes, quelque grossier bandage, ou de ces corps baleinés qui n'avaient d'autre effet, quand ils ne nuisaient pas, que de voiler aux yeux du monde des difformités devenues indélébiles par l'abandon auquel l'impuissance de l'art les avait condamnées.

Lorsque les lits à extension, aujourd'hui mis en usage, furent importés d'Allemagne dans notre pays par un homme qui n'était pas médecin, circonstance remarquable si on la rapproche d'une semblable que nous rapporterons plus loin, on crut sans doute, en raison de la puissance mécanique des moyens, avoir atteint le but dont s'étaient tant éloignés les appareils portatifs employés jusque là. Mais des inconvénients graves, des accidents funestes, étant résultés de l'usage de l'extension, les avantages qu'on en obtenait ne balançant pas d'ailleurs les vices qu'on y avait découverts, la plupart des médecins, trompés dans leur attente, se demandaient si, pour les déviations du rachis, il existait une orthopédie. Aussi les uns, plus prudents et plus éclairés, préférant obtenir moins, mais à la condition de ne courir aucun risque, bornaient les moyens de l'art, soit au simple décubitus sur le plan incliné, soit à quelqu'une des variétés de *Minerve*, ou à quelque corps baleiné ou à des corsets à tuteurs; les autres, plus exigeants, mais moins sages, affrontaient avec plus ou moins de hardiesse les mille inconvénients des lits à extension, si dangereux quand on veut qu'ils étendent réellement l'épine, si nuls et si peu dignes de leur nom, quand, à l'exemple des orthopédistes de notre temps qui les conservent par routine et par respect humain, on borne leur effet à maintenir le sujet couché sur le dos. D'autres enfin, rejetant et lits à extension et machines de toute espèce, et adoptant à la lettre les principes trop absolus de Delpech, essayaient d'obtenir de l'action musculaire seule, méthodiquement dispensée, ce que promettait en vain et à de si pénibles conditions l'orthopédie des mécaniciens.

Mais tout cela ne conduisait pas au but, et la question telle que nous l'avons posée tout-à-l'heure n'en paraissait pas moins insoluble.

Eh bien, ce que n'avaient su trouver ni Roux, ni Levacher, ni Heister, ni Magny, ni tous ceux qui, à leur exemple, ont imaginé ou perfectionné des machines propres à redresser l'épine pendant la station; ce que Venel, dont le passage dans le champ de l'orthopédie a été signalé par les deux inventions qui ont eu, l'une, le plus de résultats (le *sabot à levier*), l'autre, le plus de retentissement (le *lit à extension*); ce que les orthopédistes modernes ne cherchaient plus; ce que Delpech, ce savant au grand instinct chirurgical, avait à peine entrevu, un homme étranger au corps médical l'a rencontré par une de ces inspirations soudaines qui souvent ne sont autre chose que le fruit du hasard, et non le produit de savants calculs, le résultat de longues et laborieuses méditations.

Un jour cet orthopédiste, du fond de sa province, arrive à Paris, prétendant qu'il pouvait guérir les difformités de la taille en moitié moins de temps que par les méthodes connues, et cela à l'aide d'un appareil portatif fort simple, qui laissait les sujets libres de leurs mouvements et ne changeait rien à leurs habitudes. Malheureusement cette découverte ne fut pas annoncée aux médecins de manière à captiver leur confiance; aussi vit-elle naître des préventions qui peut-être ne sont pas encore éteintes. Cependant notre inventeur ne se décourage pas. Il va frapper à la porte des académies; il leur dit, son bagage orthopédique à la main : Voilà ce qui doit un jour remplacer tous les fauteuils, tous les chars, tous les lits de torture, à roues, à ressorts, à poids, à leviers, sur lesquels s'étiole, comme la plante privée d'air et de soleil, la jeune fille condamnée au repos par le vice de vos procédés; voilà ce qui doit faire rejeter au loin ces affreuses béquilles qui ensevelissent la tête dans les épaules, qui affaiblissent les articulations des pieds en tenant ceux-ci suspendus, qui déforment les clavicules et le haut du thorax; voilà ce qui doit faire bannir du traitement des difformités ces exercices gymnastiques favorables seulement aux jeunes gens faibles, mais bien conformés, et non à de jeunes filles déviées dont ils augmentent encore l'infirmité, auxquelles ils donnent les formes et l'allure de l'autre sexe, et dont ils transforment les petites mains blanches et potelées en des mains calleuses d'artisan!...

Tout exagéré, tout extraordinaire que pût paraître un tel langage, et par cela même peut-être, il éveilla l'attention publique; mais aussi l'intérêt privé ne tarda pas à susciter mille objections, à soulever les fureurs d'une ardente et injuste critique. La connaissance imparfaite des moyens en fit exagérer involontairément les avantages comme les défauts. Cependant il se rencontra quelques uns de ces esprits supérieurs, de ces honorables notabilités scientifiques qui, dans l'appréciation d'un procédé nouveau, s'occupent moins de l'inventeur que de l'invention; ils comprirent au premier coup d'œil le mode d'action du nouvel appareil, devinèrent sa puissance sur les courbures latérales du rachis, et lui accordèrent tout d'abord une faveur qui ne s'est pas démentie. Quand une découverte scientifique, médicale, a mérité l'approbation publique et solennelle d'un corps savant, comme l'Académie royale de médecine, l'accueil le plus flatteur des *Blainville,* des *Dulong,* des *Duméril,* quand elle a su conquérir la confiance des praticiens les plus distingués et des familles le plus haut placées, elle peut, s'appuyant sur la notoriété publique, affronter aisément le dédain, voire même le blâme de quelques critiques mus par tout autre intérêt que celui de la science, et passer condamnation, dans la certitude du succès, sur l'indifférence de ceux qui n'ont pu, ou n'ont pas su l'apprécier.

Une semblable faveur, une confiance si flatteuse, accordées par le savoir et l'expérience à la séduisante simplicité de la ceinture à levier, à la puissante énergie que le raisonnement des hommes instruits y découvraient, aux avantages précieux qu'en devaient retirer les jeunes filles condamnées auparavant au supplice des machines extensives et des béquilles, cette faveur et cette confiance ne tardèrent pas à être justifiées et confirmées par le résultat d'expériences aussi concluantes, aussi authentiques, quoi qu'on en ait pu dire, qu'aucune de celles que les académies aient eu jamais à juger.

Ces expériences furent faites devant des commissions désignées par l'Institut et par l'Académie royale de médecine (1); elles furent suivies avec la plus scrupuleuse attention, et donnèrent lieu à un rapport très circonstancié qui fut lu devant l'Académie le 8 septembre 1835, et adopté par cette compagnie.

Dans ce rapport, présenté au nom de la Commission, composée de MM. *Double, Dubois, François, Husson et Itard,* M. *Bricheteau,* rapporteur, après avoir rendu un compte détaillé du traitement, de ses prompts et importants résultats, et des expériences subséquentes faites dans le but de s'assurer de la solidité du redressement obtenu, conclut ainsi :

Ces résultats, messieurs, n'ont pas besoin de commentaire; ils parlent d'eux-mêmes; chacun de vous peut apprécier leur importance.

Puis il résume l'opinion des commissaires en disant : *Que la ceinture à levier présentée par M. Hossard combat avec beaucoup d'énergie et redresse assez vite les courbures latérales de la colonne vertébrale, et qu'en outre, l'application de ce moyen n'a paru aux membres de la Commission sujet à aucun inconvénient pour les malades, pendant les traitements qu'ils ont observés.*

Comme on le voit, ces expériences avaient tout le degré d'authenticité possible; toutefois, leur importance fut encore rehaussée par l'effet d'un nouveau contrôle auquel elles furent soumises à l'occasion de longues et chaleureuses discussions académiques.

Cependant ces résultats ne sont pas les seuls qui aient été rendus publics; pour ne laisser aucun doute sur l'efficacité du traitement nouveau, d'autres sujets furent présentés par nous à l'Académie, et quelques uns de ses membres, entre autres MM. *Bouillaud, Bricheteau, Gueneau de Mussy, Husson, Nacquart, Villermé,* qui voulurent bien les examiner avec soin, purent constater au bout de deux mois et demi les heureux changements obtenus sur les sujets représentés guéris quatre mois et demi après (1). A ces

(1) Voir plus loin les figures 3-3 *bis,* 4-4 *bis,* 5-5 *bis,* page 18.

(1) Voir le compte-rendu de la séance de l'Académie, *Journal des connaissances médicales,* t. III, p. 354, année 1835-36.

faits sont venus s'en ajouter d'autres plus nombreux , plus concluants peut-être que les trois premiers, parce qu'ils ne sauraient donner lieu aux mêmes objections, faits dont l'importance est telle, que nous ne sachions pas qu'il en ait été obtenu de semblables par aucune des vieilles méthodes plus ou moins rajeunies dont on s'est servi jusqu'à présent faute de mieux.

Mais avant de faire connaître ces faits, nous croyons devoir indiquer en quelques mots les différences fondamentales qui existent entre les nombreuses variétés des déviations du rachis, considérées sous le point de vue de leur curabilité, afin de mieux faire comprendre quels sont les cas que la ceinture peut guérir, et ceux au traitement desquels elle est complétement inapplicable. Puis nous résumerons les différentes méthodes orthopédiques les plus usitées, en comparant leur mode d'action et leurs effets à ceux de la *méthode d'inclinaison*.

Des cas qui contre-indiquent l'emploi de la ceinture et de ceux qui l'exigent.

Cas incurables. — Cas curables.

Cas incurables. — Quelle que soit la cause première de toute altération de forme , de volume, de direction, de proportion des os qui composent la colonne vertébrale et le thorax et qui constituent par leur ensemble la charpente osseuse du tronc, toutes les fois que ces os auront acquis le degré de dureté qu'ils avaient momentanément perdu par le travail pathogénique dont ces changements physiques sont le résultat, et à plus forte raison quand ils auront atteint cette dureté pathologique qui caractérise la plupart des difformités osseuses déjà anciennes, nul moyen humain n'est capable de modifier cet état de chose, quel que soit le petit nombre des os intéressés , quelque peu considérables que soient les lésions dont ces os sont le siége, quelque peu graves que soient en apparence les difformités qui en résultent. La ceinture n'a donc ici rien à tenter, rien à espérer, non plus que tout moyen mécanique quelconque, doué de toute l'énergie qu'on lui puisse supposer, fût-il dirigé par la main la plus habile et la plus expérimentée. Sous ce rapport, les bornes de l'art sont et demeureront toujours invariablement posées.

Toutes les fois que, sans avoir atteint la densité normale, les vertèbres et les côtes , qui sont le siége des difformités qu'on appelle *déviations de la taille*, auront subi, les unes dans leurs masses apophysaires , les autres dans leurs extrémités articulaires correspondantes , des modifications très sensibles de forme et de volume, de position , de direction ; lorsqu'il y aura déformation , soudure des surfaces articulaires , et par suite dérangement ou abolition des mouvements des articulations de ces os entre eux ; dans ces cas encore le traitement physiologique par l'inclinaison se reconnaît insuffisant ; et la puissance des lits extenseurs fût-elle poussée aussi loin que possible, jusqu'à rompre les vertèbres ou les séparer, eût-on même préalablement coupé tous les faisceaux musculaires ou fibreux qui s'insèrent à ces mêmes os, ceux-ci conserveront inévitablement leur disposition anormale. La science ne peut pas plus redresser l'épine dans ce cas, qu'elle ne pourrait faire disparaître les hideuses cicatrices d'une brûlure du visage, car la science n'a pas le pouvoir de régénérer les tissus.

Cas curables. Mais lorsqu'une difformité de la taille, tant apparente fût-elle, s'accompagnera de circonstances organiques différentes ; lorsque les tissus osseux et fibreux auront conservé un certain degré de souplesse qui pourra leur permettre de recevoir l'influence favorable des puissances mécaniques que l'orthopédie met en jeu, lorsque les articulations vertébrales et costo-vertébrales conserveront encore de la mobilité, eussent-elles déjà éprouvé quelques légères altérations de structure, alors le traitement par la méthode d'inclinaison doit être employé avec confiance, et ses effets seront prompts et durables. Dans ce cas aussi, hâtons-nous de le dire, d'autres moyens pourront obtenir des succès, mais plus lents, mais achetés au prix de beaucoup de temps, de nombreuses privations, souvent au prix de la santé, et n'offriront pas les mêmes garanties pour l'avenir.

Par ce qui précède, on serait porté à conclure que le nombre des difformités de la taille susceptibles de guérison est fort restreint. Jusqu'à présent à la vérité il en a été ainsi ; et cela s'explique par le peu de confiance qu'inspiraient des moyens dont le bon sens public comme l'expérience des méde-cins s'effrayaient avec raison ; mais bientôt, nous l'espérons, c'est le cercle des cas incurables qui doit diminuer de jour en jour ; car à mesure que la confiance publique s'attachera au procédé nouveau, que les parents, mieux instruits des tristes conséquences des plus légères déviations, tarderont moins à réclamer les secours de l'art, les déviations de l'épine, reconnues plus tôt et plus tôt traitées, guériront mieux et plus vite : celles-là seules persisteront qui, essentiellement liées à une cause morbide générale ou à une diathèse rachitique rebelle, sont fatalement destinées à poursuivre leur marche, bravant les efforts de la science, à qui il restera heureusement pour compensation les cas plus nombreux encore, où, appliquée à temps, elle triomphe et semble quelquefois dépasser les limites du possible.

Voyons actuellement ce que l'art a tenté pour obtenir la guérison des difformités vertébrales curables (1).

Des moyens employés dans le traitement des difformités de la taille suivant les méthodes ordinaires.

Négligeant le mal à son origine, parce qu'il en méconnaît non seulement la nature, mais même l'existence, qu'aucun phénomène sensible ne vient accuser d'abord, l'art n'est donc appelé en général à y remédier qu'alors seulement que certaines modifications des formes extérieures, qui ne sont plus même qu'une période assez avancée de ce mal, viennent constituer ce qu'on appelle une *difformité*, indiquant à son tour un traitement propre, basé principalement sur l'emploi des agents mécaniques. Aussi l'art est-il encore impuissant en partie, comme nous l'avons dit plus haut, attendu que les divers procédés, tout ingénieux qu'ils puissent être, ont le tort d'être appliqués à une époque où des changements trop considérables se sont opérés dans la structure, la consi-stance, la forme ou la direction des os. Quoi qu'il en soit, les moyens de traitement généralement adoptés peuvent être rangés en trois classes : moyens hygiéniques et médicaux, moyens chirurgicaux, moyens orthopédiques proprement dits.

Moyens hygiéniques et médicaux.

Les agents hygiéniques et les substances médicamenteuses, tout utiles qu'ils puissent être comme moyens accessoires, ont aussi peu d'effet sur la difformité confirmée, qu'ils auraient eu d'importance employés contre la cause de cette difformité, si cette

(1) Les figures insérées dans cette Notice donneront un aperçu des principales variétés de déviations qu'on peut traiter au moyen de la ceinture à inclinaison.

cause avait pu être reconnue à temps. C'est actuellement à un mal accompli, indélébile, qu'ils s'adressent, à une lésion du tissu osseux existant avec ses conditions physiques de perturbation de forme qui agissent sans cesse (la pesanteur du corps et l'action des puissances motrices); avec ses conditions physiologiques propres, ses conditions morbides qui la poussent trop souvent dans des voies de progrès. Tout au plus ces moyens peuvent-ils, en agissant sur la cause première de la difformité, détruire son influence et arrêter les progrès du mal. En vain prétendrait-on, par les seuls secours de l'hygiène, par le simple décubitus, par des préparations pharmaceutiques, remédier à ces dérangements des propriétés physiques des os; loin de là, tout ce que vous ferez pour améliorer l'état du sujet, pour fortifier sa constitution, sans l'aide des agents mécaniques, tournera au profit de la difformité : le système osseux se consolidera, les articulations vertébrales se souderont, les muscles rétractés changeront de nature, et l'affection, de curable qu'elle était d'abord, passera à l'état d'incurabilité absolue.

Moyens chirurgicaux.

Dans certaines difformités, comme le pied-bot et le torticolis, comme la flexion permanente des doigts ou celle des membres inférieurs, difformités qui dépendent essentiellement de la rétraction de quelques faisceaux musculaires ou fibreux, on a souvent eu recours avec succès à une opération chirurgicale prompte, facile et exempte de danger, à la section des muscles, des tendons ou des aponévroses rétractés ; mais appliquée au traitement des courbures rachidiennes, cette opération n'est ni rationnelle, ni nécessaire, ni exempte de danger.

Elle n'est pas rationnelle, car elle n'est fondée ni sur aucune donnée anatomique ou physiologique exacte, ni sur l'expérience. En effet, si la ténotomie réussit souvent dans des cas de pied-bot, de torticolis, de flexion des membres, c'est que toute la maladie consiste dans le raccourcissement musculaire ou fibreux, et que les os, dérangés dans leurs rapports par le fait seul de ce raccourcissement, n'ont subi aucune altération dans leur texture, leur forme ni leur volume. Donnez aux vertèbres cervicales dans le torticolis, aux os du tarse dans le pied-bot quelques unes seulement des modifications que présentent les vertèbres dans les déviations du rachis, et vous réduirez les effets de la section à néant; aussi est-ce parce que les os dans la plupart de ces difformités ont à peine, pour les cas les plus graves, éprouvé de légères altérations de forme dans leurs surfaces articulaires, que la section des organes rétractés est suivie le plus souvent de guérison.

C'est évidemment forcer l'analogie que de rapprocher deux genres d'affections si différentes, de leur attribuer le même principe et de leur appliquer le même traitement.

Cette opération n'est pas nécessaire; en effet, si la déviation appartient à la classe de celles que nous avons considérées comme incurables, la section est complétement inutile; et l'on sait que faire une opération inutile c'est commettre une bien grande faute en chirurgie. Est-elle de l'espèce des déviations accessibles à d'autres moyens? pourquoi créer une nouvelle opération quand le cercle des opérations sanglantes doit tendre à se restreindre à mesure que l'art fait des progrès; lorsqu'on peut obtenir la guérison par des moyens plus doux, aussi rapides et plus sûrs, moyens sans le secours desquels, d'ailleurs, la section ne pourrait avoir aucun résultat.

Enfin, une telle opération, quelque simple qu'on la suppose, n'est pas plus exempte que toute autre des inconvénients possibles attachés à l'introduction d'un instrument tranchant au milieu des parties vivantes ; la nécessité seule doit y faire recourir, et nous venons de voir que cette nécessité n'existe pas ici ; puis si dans le pied-bot, par exemple, pour lequel la ténotomie est le principal moyen curatif, cette opération est simple et sans douleur, c'est parce que les parties à diviser sont peu nombreuses, superficiellement placées ; et d'un accès facile aux instruments, tandis que si on l'applique au traitement des déviations rachidiennes, elle change aussitôt de caractère ; il ne s'agit plus ici de couper un tendon d'Achille, mais d'attaquer successivement et *dans un espace assez limité* de grandes masses musculaires ou une série nombreuse de muscles profondément situés et voisins d'organes délicats et faciles à intéresser ; car, bornée à quelques faisceaux musculaires ou aponévrotiques des muscles des gouttières vertébrales, la section ne serait plus qu'une ridicule déception, qu'un moyen adroit de faire attribuer à une opération inutile le bénéfice de traitements auxquels elle n'aurait eu en réalité aucune part.

Moyens orthopédiques proprement dits.

Il est un moyen que nous aurions pu ranger dans la classe des agents hygiéniques, attendu qu'il ne possède, employé seul, qu'une valeur négative et n'est propre qu'à suspendre l'action de quelques unes des causes physiques qui tendent à augmenter les difformités de la taille, c'est *le repos*, le simple *décubitus en supination*, plus ou moins prolongé. Ce moyen est encore conseillé par d'habiles médecins, conjointement avec le traitement médico-hygiénique, surtout en Angleterre et dans les pays où l'orthopédie est moins avancée qu'en France ; c'est souvent le seul procédé orthopédique auquel on confie la guérison des déviations commençantes, comme c'est à lui qu'on a recours avec raison pour les cas les plus graves et qui sont caractérisés par le ramollissement et la carie ou la dégénérescence du tissu osseux des vertèbres. Mais, quel que puisse être le bénéfice attaché à la suspension des causes productrices secondaires et sans cesse agissantes de la déviation (le poids des organes et les contractions des muscles), quelque espérance que l'on puisse fonder sur la force médicatrice de la nature pour rétablir dans ses conditions d'intégrité primitive la colonne vertébrale déformée, on conçoit que la nature doit rester impuissante contre ces changements de forme et de structure déjà accomplis, et qu'un tel traitement purement passif ne pourrait avoir d'autres résultats, dans les circonstances les plus favorables, que d'arrêter les progrès de la difformité.

D'un autre côté, le repos prolongé a le fâcheux inconvénient de placer le sujet dans les conditions les moins propres à favoriser le développement du corps, à une période de l'existence surtout où la nature fait, de l'exercice des fonctions de la vie de relation, un besoin impérieux, et de l'influence du grand air et de l'insolation une des conditions absolues d'accroissement de santé et d'avenir. Aussi le repos, de même que les agents hygiéniques et médicamenteux, ne peut donc être tout au plus qu'un moyen prophylactique, impuissant comme eux, s'il est employé isolément, mais pouvant favoriser l'action plus énergique des agents mécaniques, et concourir dans certains cas graves à la guérison, en suspendant l'action des causes physiques de la difformité ; comme le traitement médical contribue pour sa part à la cure, en s'adressant aux causes premières organiques, aux éléments pathogéniques de l'affection des os, dont la difformité n'est qu'un signe.

Gymnastique. La gymnastique, ou l'art de régler l'action des puissances motrices dans le but de favoriser l'accroissement, de développer la force musculaire et d'améliorer la constitution, s'est proclamée le procédé orthopédique par excellence. Sur la foi de quelques physiologistes enthousiastes, elle est devenue un des éléments de l'éducation des deux sexes; elle devait, à les en croire, restituer à notre race débile et abâtardie la pureté des formes, la force physique et l'énergie morale de l'homme des temps héroïques; bien plus, elle devait seule prévenir toute déformation osseuse et guérir même les difformités les plus graves. Dans ce dernier but, elle a cherché, en mettant en jeu les puissances musculaires antagonistes, en opposant levier à levier, en exagérant l'action des muscles opposés à ceux dont la prépondérance était, disait-elle, la cause principale de la déviation, elle a cherché, dans des luttes trop souvent inégales, à rétablir une pondération, un équilibre de forces qui étaient devenus impossibles; elle ne s'apercevait pas que la solidarité établie par la nature entre les deux côtés du corps ne permettait pas qu'on augmentât la somme d'action d'une portion de l'appareil musculaire du tronc, sans que les muscles du côté opposé y prissent une part plus ou moins active, et que ce qui devait remédier au mal devenait, au contraire, pour lui, une cause d'aggravation.

Elle ne savait pas sans doute, et semble l'ignorer encore, que, seule et sans le secours des machines propres à soutenir le poids du tronc et redresser l'épine déviée, elle augmente par le fait même de la vitesse, de la multiplicité et de l'énergie des mouvements qu'elle provoque, l'influence fâcheuse qu'exerce sur l'épine le poids de la tête, des extrémités supérieures et des organes thoraciques et abdominaux (dans tous ceux de ses exercices dont la suspension par les poignets n'est pas l'élément); qu'enfin elle vient ainsi s'ajouter aux causes des déformations osseuses. Elle ignorait aussi que le peu de durée et l'intermittence forcée de ses exercices laisse aux muscles précédemment soumis à son action la possibilité de revenir à leur premier état, et de continuer à produire leur pernicieuse influence

avec d'autant plus d'inconvénients que les exercices avaient mieux rempli le but auquel elles tendent, savoir, d'augmenter la propriété contractile des muscles en y activant la nutrition.

Loin donc de considérer la gymnastique, ainsi que le pensent beaucoup de médecins, comme un moyen indispensable et très efficace de remédier aux difformités de l'épine, nous la déclarons dans ce cas toujours insuffisante et souvent nuisible, comme nous la tenons pour favorable à l'accroissement et à l'amélioration de la santé chez les jeunes gens débiles, valétudinaires, mais exempts de déviations de la taille et de prédispositions à cette espèce de difformité.

Appareils mécaniques. Les appareils mécaniques destinés au redressement de l'épine agissent de différentes manières : les uns, comme la plupart des simples plans inclinés, ne tendent à opérer le redressement qu'au moyen du repos ou d'une extension légère de l'épine, obtenue par le seul poids des extrémités inférieures; les autres ont pour but d'étendre la colonne vertébrale, par l'effet combiné du décubitus et de tractions opérées à ses extrémités, ou de pressions sur le point le plus rapproché du centre de la courbure de l'épine.

Tantôt l'extension de la colonne s'opère en soumettant celle-ci à l'action de deux forces agissant en sens contraire à ses deux extrémités ou à l'une d'elles seulement, l'autre restant invariablement fixée; tantôt les tractions s'exercent aux deux points les plus rapprochés des deux extrémités de l'arc constituant chaque courbure de l'épine; tantôt enfin l'extension obtenue de l'une ou de l'autre manière est combinée avec les pressions au centre et à la convexité des courbures.

Résumons en deux mots, non pas chacun des procédés employés dans ce triple but, mais le principe et les effets de ces procédés.

Extension. La méthode d'extension, considérée comme base du traitement des déviations de l'épine, est aujourd'hui jugée et blâmée par les esprits les plus sains : et les critiques trop bien fondées de ses anciens partisans ont assez prouvé que la somme de ses inconvénients dépasse celle des avantages qu'elle possède, et qu'elle ne doit être appliquée qu'à certaines lésions graves de l'épine qui rendent la station impossible ou dangereuse ; et, dans ces cas même, on doit encore moins le résultat obtenu aux puissances extensives, nécessairement faibles (car autrement elles deviendraient dangereuses), qu'au repos prolongé dont l'extension est inséparable.

Dans l'extension obtenue par les procédés ordinaires, c'est-à-dire au moyen de tractions opérées aux deux extrémités de la colonne vertébrale ou de chacune de ses courbures, on arrive, par le tiraillement continu des faisceaux musculaires et fibreux, à diminuer la propriété contractile des uns, l'élasticité, la densité des autres, et l'on augmente ainsi l'activité de quelques unes des causes de la déviation, sans compter qu'on efface d'abord les courbures normales de l'épine, dont les physiologistes se sont accordés jusqu'à présent à reconnaître la nécessité. Si, dans le but de parer à ces inconvénients et à d'autres bien plus graves résultant de la fragilité, de la mollesse des os, qu'il est si difficile d'apprécier *à priori*, on réduit la force extensive à son moindre degré, ainsi qu'on a le bon sens de le faire le plus souvent, les agents extenseurs appliqués aux deux extrémités de l'épine deviennent complétement inutiles, puisqu'ils ne peuvent étendre leur influence jusqu'au centre des courbures, ayant tout au plus l'énergie nécessaire pour surmonter la résistance contractile des muscles raccourcis dont ils se proposent de triompher. Si les forces extensives sont plus rapprochées des centres des courbures, elles n'ont point, il est vrai, autant d'obstacles à surmonter, mais la disposition des parties sur lesquelles elles s'appliquent est telle que leur action est plus nulle encore, parce qu'on ne peut développer toute leur énergie sans occasionner de graves accidents résultant des pressions circulaires qu'elles nécessitent autour de la poitrine ou du bas-ventre.

Pressions combinées avec l'extension. Cette méthode, plus rationnelle et plus complète, semble par cela même devoir être plus fertile en résultats ; mais elle a les désavantages attachés au repos continu qui en est la condition première, et aux tractions parallèles dont les vices et l'impuissance ont été si souvent démontrés. Cependant on comprend, et l'expérience le prouve, que des forces agissant perpendiculairement sur le rachis courbé rempliront beaucoup mieux l'indication pour redresser l'arc représenté par chaque déviation, que les moyens précédents. Aussi est-ce d'après ce principe, inspiré par le bon sens des plus obscurs praticiens, que furent construits les plus anciens bandages, corsets, ou machines plus ou moins grossières, premiers fruits de l'art dans son enfance ; c'est ce principe, abandonné, pour l'extension et la gymnastique, faute de bons moyens d'application, qui fait tout le succès des procédés mis en usage aujourd'hui. Mais quels que soient le mode d'emploi de ces pressions, la variété des agents mécaniques qui les exercent, toujours est-il qu'associées comme elles le sont dans les méthodes ordinaires au repos continu et aux tractions, ces pressions doivent partager leur discrédit, car elles n'exemptent pas de leurs inconvénients.

Dans les circonstances les plus favorables, et en supposant même de la valeur à ces procédés (ce que d'ailleurs l'expérience est loin de confirmer), ne conviendrait-il pas mieux toutefois de leur préférer une méthode qui, à mérite égal, fût exempte des nombreux inconvénients que nous venons de signaler ?

Mais cette méthode existe-t-elle ; et si elle existe, pourquoi n'a-t-elle pas remplacé les autres ?

Oui, répondrons-nous, des moyens plus sûrs et plus actifs sont trouvés ; oui, il en est qui peuvent exercer une action puissante et rapide sur les courbures pathologiques de la colonne vertébrale, sans avoir aucun des inconvénients attachés à l'action débilitante du décubitus prolongé, de l'immobilité et de l'extension, sans exercer même de ces troubles généraux qui sont la suite de l'usage prolongé de l'un ou de l'autre procédé.

Ces moyens sont ceux qui tendent à redresser les courbures de l'épine sans faire du repos une nécessité ; et s'ils ne sont pas mis généralement en usage, c'est que jusqu'à présent ils sont peu connus, non seulement des médecins qui pourraient en prescrire l'emploi, mais aussi de ceux qui par profession seraient appelés à en faire l'application, et qui le blâment par cela seul qu'ils n'en connaissent pas la valeur.

Dès long-temps, et avant qu'on eût eu l'idée de condamner au repos les sujets atteints de déviation de l'épine, on avait imaginé des appareils portatifs. Tels sont ceux de *Leroux*, de *Levacher*, de *Heister*, et leurs nombreuses imitations. On avait imaginé bien des corsets, depuis celui d'*Ambroise Paré* jusqu'à ceux de *Magny*, de *Jœrg*, de *Delpech* et des orthopédistes modernes. Mais tous ces appareils, dont quelques uns ne manquent pas d'un certain mérite, ne fût-ce que celui d'être vendus fort cher, n'eurent généralement qu'un règne éphémère, attendu que pour la plupart ils ne pouvaient avoir aucune action sur les courbures de l'épine faute d'un point d'appui solide. Cependant il restait évident que plusieurs de ces machines diminuaient plus ou moins l'influence incurvatrice des contractions musculaires et du poids des organes sur l'épine, tout en permettant jusqu'à un certain point l'usage des membres et les exercices dont les jeunes sujets ont un si pressant besoin, puisque ces exercices deviennent souvent une condition indispensable de leur guérison.

Le vice fondamental de la *Minerve* de *Levacher* et de ses imitations, comme celui de tous les corsets mécaniques appliqués dans le but de redresser la colonne en la tirant de bas en haut, ou en pressant sur les parties saillantes, ce vice, qui devait en rendre l'usage impossible, c'était l'absence d'un point d'appui suffisant. Et, quand pour l'obtenir on fixait invariablement ces machines, la pression considérable qu'elles exerçaient alors ne tardait pas à rendre la peau douloureuse, à l'excorier, à en altérer la structure, et à produire une gêne plus ou moins grande dans l'exercice des fonctions des organes de la poitrine ou du bas-ventre. Aussi tous ces procédés tombèrent-ils dans un discrédit tel, avant l'invention de la ceinture à levier, que les chirurgiens expérimentés n'osaient plus croire à l'orthopédie.

De la nouvelle méthode dite d'inclinaison.

Cependant une méthode nouvelle a surgi, qui, différant complétement des précédentes et fondée sur une heureuse combinaison des puissances mécaniques et de l'action musculaire, a su réunir ce que les autres, prises isolément, pouvaient présenter de favorable, tout en étant exempte des inconvénients attachés à chacune d'elles ou résultant de leur emploi simultané. C'est-à-dire qu'avec le pouvoir de redresser la colonne vertébrale plus vite que l'extension et la pression unies au décubitus, elle possède encore l'avantage de provoquer le jeu des muscles sans empêcher le redressement, ainsi que le fait la gymnastique sans l'extension, et la faculté d'opérer le redressement sans priver des bienfaits de l'exercice ni retarder la croissance, comme le font le repos prolongé et l'extension sans la gymnastique.

Cette méthode est celle dont la ceinture à levier est le principal agent d'application. Son principe fondamental est fort simple, et repose sur l'appréciation des lois d'équilibre qui régissent la station dans l'espèce humaine.

Au lieu d'agir sur l'épine comme sur un corps inerte, à la manière des diverses machines à extension, soit en exerçant des tractions en sens opposé à ses deux extrémités, soit en pressant plus ou moins fortement sur les parties saillantes et au centre des courbures; au lieu d'opérer, comme elles, le redressement par des moyens purement mécaniques, pris en dehors du sujet, et nécessairement aveugles, non continus, irréguliers dans leur action, qu'on ne peut diriger à son gré, attendu que les forces vitales contre lesquelles elles agissent ne sauraient être soumises au calcul, la ceinture opère le redressement de la taille en provoquant l'intervention des puissances musculaires, dont les effets sont réglés par l'instinct ou la volonté de la personne elle-même, qui ne peut, dès lors, être exposée aux violences qu'on doit redouter de la part de toute machine, à vis, à treuil, à poids ou à ressorts.

C'est en troublant momentanément les conditions d'équilibre par l'inclinaison forcée du tronc que la ceinture exerce son action salutaire. Cette inclinaison, qui n'exige pas un grand effort, grâce à la souplesse des articulations vertébrales, a pour premier effet immédiat et nécessaire de compromettre l'équilibre et de forcer continuellement le sujet à se redresser, à ramener sans cesse et à maintenir les différentes parties de la colonne dans l'axe de sustentation.

L'agent mécanique fort simple dont on se sert à cet effet n'est donc point la cause unique et immédiate du redressement des courbures, mais bien une première condition propre à transformer les causes physiques et physiologiques de la déviation en causes de redressement, à aider, en un mot, la nature à remédier elle-même au mal qu'elle a produit.

Cet appareil fort simple, comme on le voit dans la figure 1 *bis* que nous donnons plus loin, se compose principalement d'une large ceinture embrassant circulairement le bassin, *sans le comprimer*, d'un busc ou levier qui s'y adapte à la partie postérieure, et d'une large courroie qui, bouclée en avant à la ceinture, remonte obliquement, et passant sur la partie la plus saillante des côtes, vis-à-vis le centre de la courbure dorsale, vient se fixer solidement au levier, qui doit être plus ou moins incliné, suivant la nature de la déviation. Cette courroie est disposée de telle manière qu'elle ne peut être fixée ainsi qu'autant que la personne se sera préalablement inclinée du côté opposé; or, dans cette position, qui entraînerait nécessairement la chute, un mouvement en sens contraire devient indispensable pour ramener l'équilibre : par ce mouvement, que peut seule exécuter alors la partie de la colonne qui est située au-dessus de la courroie, la moitié supérieure de l'arc que représente l'épine déviée se trouve nécessairement ramenée dans l'axe.

L'examen des figures suivantes rendra facile à comprendre le principal mode d'action de la ceinture.

La figure 1 représente une déviation latérale de l'ordre le plus ordinaire et en même temps le plus accessible aux moyens de traitement. Deux courbures existent à l'épine; une, supérieure ou dorsale, dont la convexité est dirigée à droite, une inférieure en sens contraire. Ces deux cour-

bures ont déterminé l'abaissement de l'é-
paule gauche, l'élévation de l'omoplate
droite, la dépression du flanc gauche et la
saillie de la hanche droite.

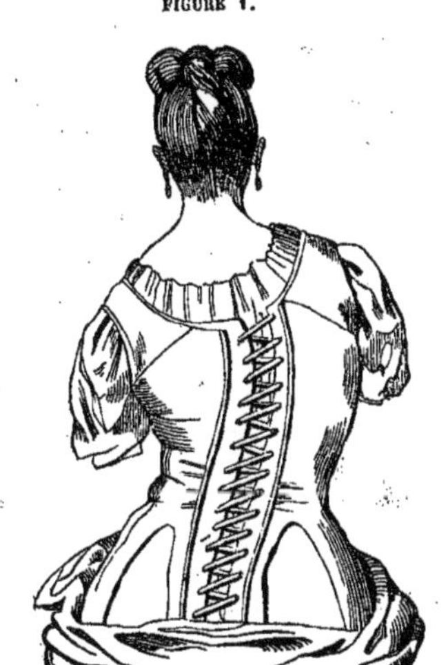

FIGURE 1.

AVANT LE TRAITEMENT.

Dans la figure 1 *bis*, représentant la
même personne portant la ceinture,

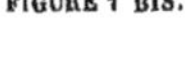

FIGURE 1 BIS.

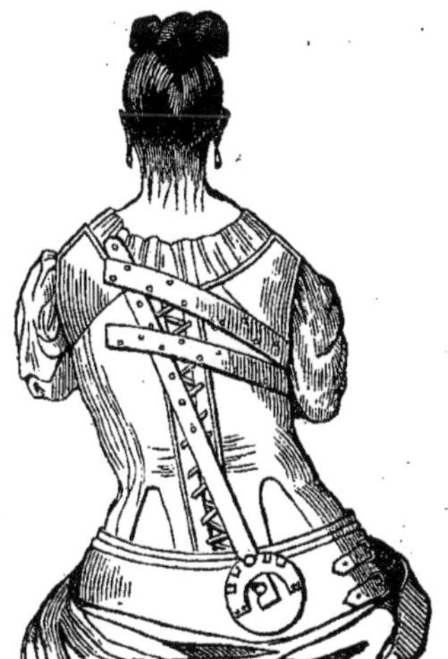

PENDANT LE TRAITEMENT.

on voit que l'épine a été fortement mo-
difiée, au point qu'en forçant davantage
l'inclinaison, on aurait pu obtenir un état
tout-à-fait opposé à celui qui est offert dans
la figure 1. Ainsi, en effaçant les deux courbures, l'appareil a élevé l'épaule gauche,
rendu saillant le flanc gauche, déprimé le
droit, effacé la saillie de la hanche gauche,
et fait ressortir la droite.

C'est donc, ainsi qu'on peut le voir, par
la combinaison de deux actions, l'une mécanique et produite par l'appareil, l'autre
physiologique, résultant du jeu des muscles, que la méthode d'inclinaison agit sur
l'épine déviée ; c'est, en d'autres termes,
en tendant à obtenir un effet opposé à celui
qu'on veut détruire, et par l'intervention
des mêmes forces, des mêmes causes im-
médiates, mais agissant en sens contraire
et en vue de la guérison, que cet appareil
redresse la colonne vertébrale.

De l'examen le plus approfondi comme
du plus rapide coup d'œil, pour l'homme
de l'art comme pour la simple mère de famille, il doit rester démontré que cette
méthode satisfait à la fois aux principes de
la statique, aux principales règles de l'hygiène, aux exigences et aux habitudes so-
ciales, et qu'enfin elle porte en elle toutes
les garanties possibles de consolidation. En
effet, les parties déviées étant placées pendant tout le cours du traitement dans des
conditions toutes différentes de celles qui
avaient fait naître la difformité, on comprend qu'en les maintenant dans ces conditions pendant le temps voulu et d'une manière continue, la consolidation aura d'autant plus de facilité à s'opérer, que, d'une
part, l'état général pourra être amélioré
par des soins hygiéniques et médicaux con-
venables, et que, de l'autre, c'est pendant
la station, c'est-à-dire dans la position que
gardera habituellement la personne après
le traitement, que le travail de consolidation s'opérera. Car il ne faut pas perdre de
vue que, si dans les autres méthodes de

traitement la position naturelle sur les pieds est interdite, ou bien est au moins une circonstance exceptionnelle, dans celle-ci c'est la règle fondamentale; qu'en conséquence, à la suite du traitement par l'extension, l'affaiblissement des articulations vertébrales et le retour des courbures ne sauraient être empêchés, tandis que ces accidents ne sont point à craindre après l'emploi de la nouvelle méthode, à moins que le cas ne soit du nombre de ceux dont nous avons parlé en commençant, et que jusqu'à présent il n'a été donné à aucun procédé de guérir complétement.

Si la simplicité dans les moyens, l'absence de tout danger, de toute douleur, de toute privation, constituent, avec la sûreté des résultats, les principaux avantages d'une méthode de traitement, celle-ci doit d'autant mieux être accueillie, qu'elle possède, en outre, une promptitude d'action très remarquable. Sa puissance est telle, en effet, qu'il suffit souvent de quelques semaines pour obtenir le redressement de courbures déjà très marquées, comme on le verra plus loin, et que si l'on n'apportait pas dans l'emploi de la ceinture toute l'habileté que donne seule l'expérience ; si l'on ne suivait chaque jour ses effets avec une scrupuleuse attention, on ne tarderait pas à voir l'épine se dévier dans le sens inverse des courbures qu'on voulait redresser (1).

Comme preuve de l'étonnante rapidité avec laquelle certaines déviations cèdent à l'application bien entendue de la ceinture à levier, nous citerons le fait suivant :

Un de nos confrères de Paris, le docteur T., nous amena sa fille en 1837, pour la

(1) Que penser alors de ces corsets et autres appareils prétendus redresseurs que vendent les bandagistes, et que chacun peut, disent-ils, appliquer soi-même et emporter au loin? De deux choses l'une : s'ils ont quelque puissance, il y a danger de s'y soumettre, car cette puissance ne pouvant être soumise à des règles positives et invariables, et l'état des parties venant à être modifié, ou le but sera dépassé, et

traiter d'une déviation de la taille dont voici la représentation parfaitement exacte.

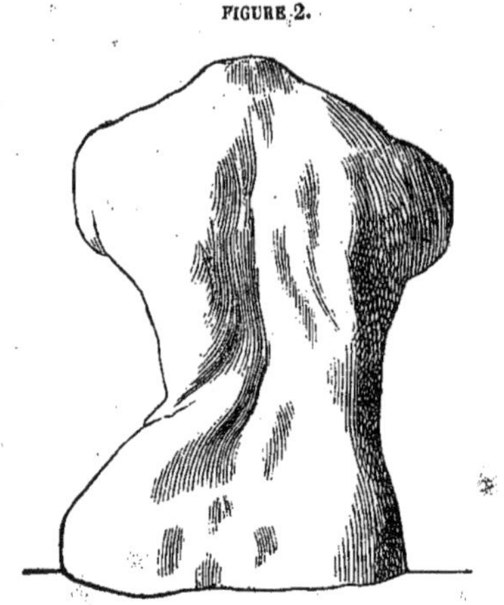

FIGURE 2.

AVANT LE TRAITEMENT.

Au bout de *trois semaines* de traitement, et bien que la personne eût 19 ans, l'épine était presque complétement redressée, ainsi qu'on peut en juger par la figure suivante.

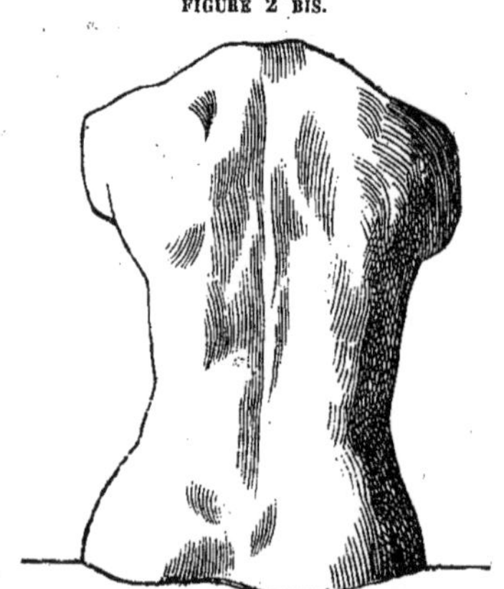

FIGURE 2 BIS.

VINGT-DEUX JOURS DE TRAITEMENT.

une nouvelle difformité apparaîtra, ou bien des accidents graves pourront survenir. Si au contraire ces appareils sont incapables d'exercer une influence quelconque sur l'épine, ce qui est plus ordinaire, ils ont le grave inconvénient de laisser la difformité s'aggraver et devenir incurable, en entretenant les familles dans une trompeuse et funeste sécurité.

Il ne restait plus alors pour ainsi dire qu'à obtenir la consolidation. Et, en effet, le reste du temps que passa la jeune personne dans notre institut n'eut guère d'autre objet. Ce résultat parut tellement merveilleux à notre confrère, que non seulement il signa ces plâtres que nous tenons avec tous les autres à la disposition des personnes qui voudront les examiner, mais qu'il voulut même en avoir un exemplaire, et rendit témoin de ce fait M. le professeur *Velpeau*, lequel, conduit par lui dans notre établissement, put, en comparant le plâtre pris avant le traitement, avec la taille de la jeune personne elle-même, apprécier les effets de la ceinture à levier. Plusieurs autres médecins et chirurgiens de France et étrangers ont eu également l'occasion de voir et de juger ce fait important de pratique.

Il sera d'autant plus facile aux hommes de l'art d'admettre l'utilité de la ceinture à levier qu'ils sauront que nous conseillons de limiter en général son emploi aux cas que nous avons distingués précédemment comme offrant des conditions suffisantes de curabilité. Et cependant, qu'on ne croie pas qu'elle convienne seulement aux difformités légères, et qu'on doive la rejeter du traitement de toutes les autres : loin de là, on peut dire qu'elle est applicable au plus grand nombre, pourvu qu'elle soit employée en temps opportun. En effet, toute déviation, celle-là même qui, abandonnée à la nature, serait destinée à atteindre un haut degré de gravité, ne devient pas grave tout-à-coup, elle conserve plus ou moins long-temps ses caractères de déviation curable. Quel moyen alors est préférable à la ceinture, qui, tout en agissant puissamment sur l'épine déviée, active la nutrition, favorise l'accroissement, en conservant la liberté des mouvements et l'usage de l'exercice en plein air, circonstances qui deviennent à leur tour de nouveaux éléments de guérison ?

Sous ce rapport, la ceinture doit donc être considérée comme étant d'un emploi plus général que les autres moyens qui ont le défaut, pour les cas simples et commençants, d'offrir plus d'inconvénients que le mal lui-même, de devenir ainsi difficilement applicables, et de n'être, en effet, appliqués que dans une période plus avancée, lorsque déjà la difformité est devenue assez grave pour ne pouvoir plus être dissimulée, et pour commander et légitimer l'emploi d'un traitement long et pénible.

Parallèle entre la nouvelle méthode
et les anciennes.

Nous avons déjà dit que les méthodes orthopédiques basées sur l'emploi de l'extension et du repos prolongé étaient irrationnelles ; il nous a suffi, pour le démontrer, d'exposer le principe même de leur action. Mais supposons-leur toute l'efficacité possible ; les résultats qu'elles produiront n'en seront pas moins difficiles, moins lents à obtenir, ni par conséquent moins dispendieux ; ils n'en seront pas moins achetés par de la gêne, de la douleur, et l'inactivité ; aucune d'elles ne saurait jamais offrir les mêmes avantages que la nôtre pour le développement du corps et pour l'amélioration de la santé.

Ainsi donc, d'un côté, lenteur dans le traitement, perturbation des principales fonctions de l'économie, étiolement ou obésité contre nature du sujet par l'effet du repos prolongé et de l'espèce de séquestration auxquels il est condamné pendant une grande partie du jour; de l'autre, au contraire, rapidité de la guérison, liberté des mouvements et des fonctions circulatoire, respiratoire et digestive ; enfin, usage continuel de l'exercice, de cette gymnastique naturelle, la seule exempte d'inconvénients, la seule indispensable, et qui est pour la jeunesse comme une seconde vie.

Parmi les plus graves défauts reprochés aux anciennes méthodes de traitement des déviations de l'épine, il en est un qui seul eût été capable de détruire tous les avantages qu'elles auraient pu posséder : c'est l'absence de tout moyen efficace pour rendre la guérison durable. En effet, à la suite des traitements par les lits à extension, quels étaient les moyens auxquels on avait eu recours jusqu'à présent pour maintenir l'épine dans l'état où l'avaient mise les procédés essentiellement débilitants qu'on avait employés? C'était ou la prolongation indéfinie de ces mêmes procédés, ou l'emploi du *corset à tuteurs*. Or, pour qui a vu une seule fois ce corset, et qui a voulu se rendre compte de son mode d'action, il reste bien évidemment démontré que cet appareil est dans l'impossibilité absolue de remplir le but auquel il est destiné.

Pour que les *tuteurs* pussent, comme on se le propose, soutenir le poids du tronc en suspendant, en quelque sorte, la colonne à l'aide des principaux muscles qui s'insèrent aux épaules, à la manière des grandes béquilles qui reposent sur le sol, il faudrait d'abord qu'ils trouvassent sur le bassin un point d'appui suffisant, ce qui ne saurait être sans qu'il en résultât une pression impossible à supporter. Il faudrait, en outre, qu'ils fussent assez longs pour relever les épaules jusqu'aux oreilles, comme le font encore les grandes béquilles, et qu'ils offrissent assez de résistance pour ne pas fléchir sous le poids des parties; car, avant de soutenir ces mêmes parties, ils doivent d'abord étendre des muscles qui sont fort longs et assez extensibles, ce que prouve la facilité avec laquelle on peut soulever les épaules d'une personne sans lui faire quitter le sol, en plaçant les mains sous ses aisselles. Toutefois on conçoit que la tournure ridicule qui résulterait de cette élévation des épaules rendrait seule l'usage de ces petites béquilles impossible; mais encore n'en est-il pas ainsi. Les tuteurs généralement employés sont minces, flexibles, et n'ont que la longueur et la force suffisantes pour soutenir le poids des membres supérieurs, c'est-à-dire qu'ils sont complétement incapables de supporter la tête et le tronc, but essentiel auquel ils sont pourtant destinés. Ils ne peuvent être bons tout au plus qu'à dissimuler un peu la difformité en soulevant une épaule abaissée par l'effet d'une courbure dorsale de l'épine, sans avoir aucune influence favorable sur celle-ci.

Ils ne peuvent pas mieux s'opposer à l'inclinaison latérale du tronc. S'ils sont flexibles, chacun d'eux obéira à tout mouvement qui portera le tronc de son côté. S'ils sont épais et résistants, ils n'en agiront pas plus favorablement encore; car, en supposant même qu'ils pussent trouver un point fixe suffisant sur le bassin, comme ils ne peuvent agir sur l'épine que par l'intermédiaire des épaules, et que celles-ci sont très mobiles, le moindre effort du tronc pour s'affaisser ou s'incliner, portant, en dernière analyse, sur elles, ne trouvera aucun obstacle à son accomplissement.

Avec la faible ressource du corset à tuteurs, il restait encore aux anciennes méthodes, comme moyen de consolidation, la continuation plus ou moins prolongée des procédés employés pour la guérison. Mais si ces procédés sont déjà si difficiles à supporter pendant un an ou deux que durent ordinairement ces sortes de traitements, que sera-ce donc s'il faut qu'une jeune personne, à son retour dans sa famille, au lieu d'y jouir de cette liberté qu'elle s'était promise tant de fois lorsqu'elle était étendue sur son lit de douleur, se voie garrottée de nouveau; et que chaque jour obligée de quitter alternativement son lit pour les béquilles, et celles-ci pour le corset à tuteurs, elle ait le regret de mettre dans sa confidence serviteurs et indiscrets qui sans cela peut-être auraient ignoré et le traitement et jusqu'à l'existence même de la difformité.

Sous ce point de vue donc la nouvelle méthode se distingue encore des autres, et leur est bien supérieure. Point de lourds corsets à tuteurs ou à plaques dorsales en acier ; un simple corset ordinaire auquel sont diversement adaptés, suivant les cas , de larges rubans qui ont pour objet d'incliner l'épine à la manière de la ceinture employée pour le traitement, est le seul appareil auquel est confié le soin de conserver une amélioration ou une guérison obtenue en quelques mois et qui n'a coûté aucune douleur, aucune privation. Les relations que nous avons continuées avec la plupart des familles dont les jeunes personnes avaient été confiées à nos soins nous ont convaincu de l'étonnante propriété conservatrice de ce simple appareil, qu'on peut porter d'ailleurs sans la moindre apparence et avec le costume le plus élégant.

Valeur de la méthode démontrée par les faits : réponse aux objections dont elle a été l'objet.

Il ne nous suffit pas d'avoir exposé les avantages de la nouvelle méthode et d'avoir démontré sa supériorité en la mettant en parallèle avec celles qui l'ont précédée, d'autant mieux que le peu d'étendue consacrée à une notice de ce genre ne nous a pas permis de donner à cette intéressante question de thérapeutique tous les développements que pourraient exiger les hommes de l'art, et qui trouveront leur place dans un ouvrage plus important. Nous devons encore répondre aux objections qu'on a élevées contre l'emploi de la ceinture à levier. C'est ce que nous allons faire le plus brièvement possible, et, pour cela, nous mettrons sous les yeux de nos confrères et des personnes que ce sujet intéresse quelques uns des résultats que nous avons obtenus, et qui, nous l'espérons, auront plus de prix à leurs yeux que la plus savante dissertation.

La ceinture à levier n'a pas le pouvoir de redresser l'épine déviée ; il n'y a point de faits authentiques de guérison. — En présence d'all' ons de ce genre, il faut faire comme le philoso e devant qui on niait le mou-vement, et qui, pour toute réponse, se mit à marcher ; il faut montrer des tailles redressées par la ceinture seule ; or ce genre d'argument ne nous manque pas.

Nous avons dit plus haut que l'Académie royale de médecine avait reconnu et proclamé en termes très positifs l'action puissante et prompte de la ceinture à inclinaison dans le traitement des courbures de la colonne vertébrale. Un pareil suffrage pourrait suffire sans doute pour convaincre les personnes les plus incrédules ; mais si ces mêmes personnes étaient rendues, en quelque sorte, témoins des expériences faites devant les commissaires de l'Académie, par l'examen des plâtres moulés sur les jeunes filles en présence de ces mêmes commissaires et signés par eux , il ne leur serait plus possible de conserver le moindre doute sur l'efficacité de cet appareil ; comme il leur serait facile de se convaincre par le raisonnement de la possibilité, de la nécessité même, de ces résultats, dont aucun orthopédiste n'avait jusqu'alors fourni d'exemple. Eh bien, ces plâtres sont restés déposés au secrétariat de l'Académie de médecine, et nous possédons une épreuve de chacun d'eux, qui sera représentée, ainsi que tous ceux dont nous donnons le dessin dans

I

cette Notice, à toute personne qui aurait un intérêt scientifique ou autre à les examiner. Voici la représentation exacte de ces plâtres qui ont été moulés sur les sujets, en présence des deux commissions de l'Institut et de l'Académie royale de médecine.

Dans le premier cas, représenté par la figure 5, il s'agissait d'une jeune personne de vingt-un ans, grande et forte, affectée d'une difformité de la taille compliquée d'une claudication considérable, difformité qui fut jugée si grave par un des commissaires de l'Académie, qu'il crut devoir comparer l'état de cette jeune fille à celui d'un cul-de-jatte.

FIGURE 3.

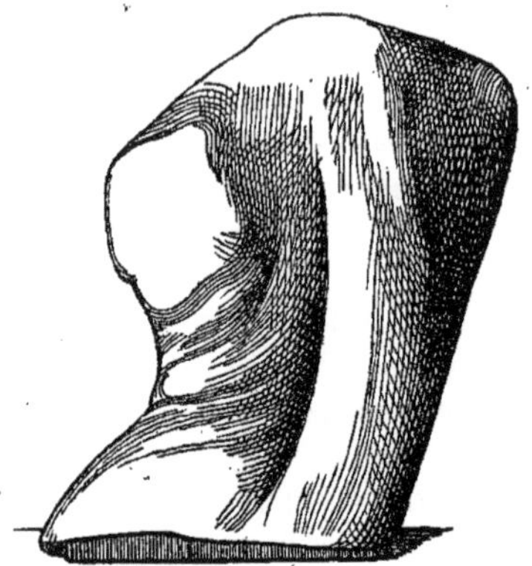

AVANT LE TRAITEMENT.

FIGURE 3 *bis*.

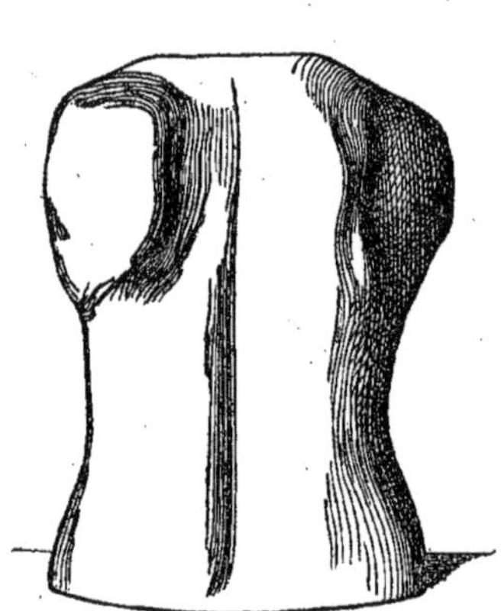

CINQ MOIS DE TRAITEMENT.

Cinq mois environ après le premier examen de la commission, un redressement parfait était obtenu, ainsi qu'on peut le voir par la figure 3, sans autre moyen que la ceinture.

Le second cas était celui d'une jeune fille de onze ans, qui de l'état représenté par la figure suivante, fut remise en un aussi court espace de temps dans son état normal, comme l'indique la figure 4 *bis*.

Le troisième cas (fig. 5), plus ancien que les précédents, présentait des caractè-

FIGURE 4.

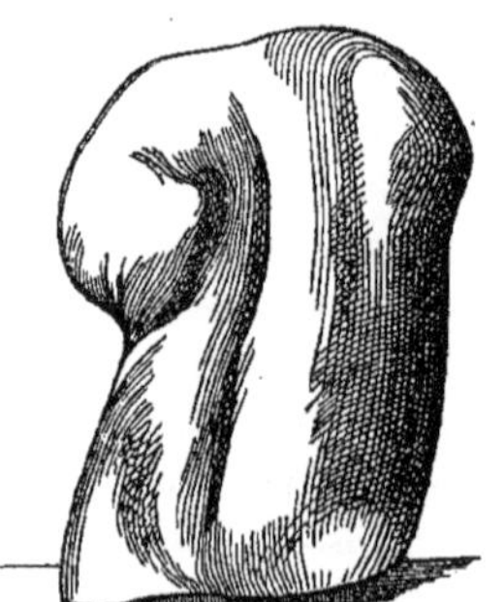

AVANT LE TRAITEMENT.

FIGURE 4 *bis*.

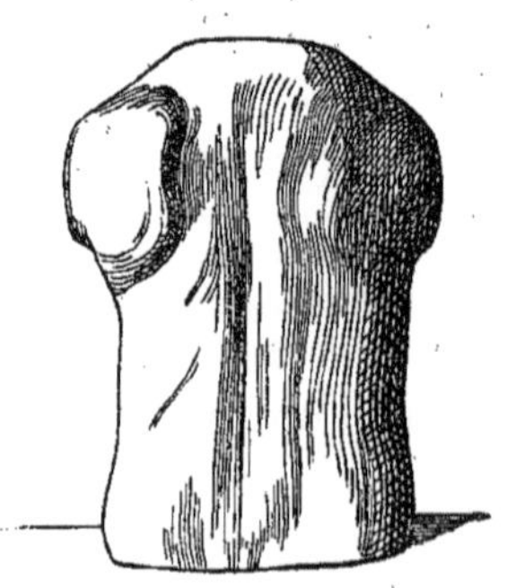

CINQ MOIS DE TRAITEMENT.

res de gravité plus nombreux, et ce qui démontre toute sa gravité primitive, qui dépassait de beaucoup celle des deux autres, c'est qu'avant d'être présentée aux Académies, la jeune personne avait déjà été soumise au traitement à Angers pendant quelque temps, et que, malgré l'amélioration très sensible qu'elle avait déjà éprouvée, elle était encore à l'examen des com-

missaires dans l'état grave qu'indique la figure 5.

Bien qu'il n'y ait pas eu une disparition aussi complète de la difformité, ce fait ne fut pas moins remarquable que les précédents, à cause des difficultés qu'il présentait et que le traitement parvint à surmonter en grande partie, ainsi qu'on en peut juger.

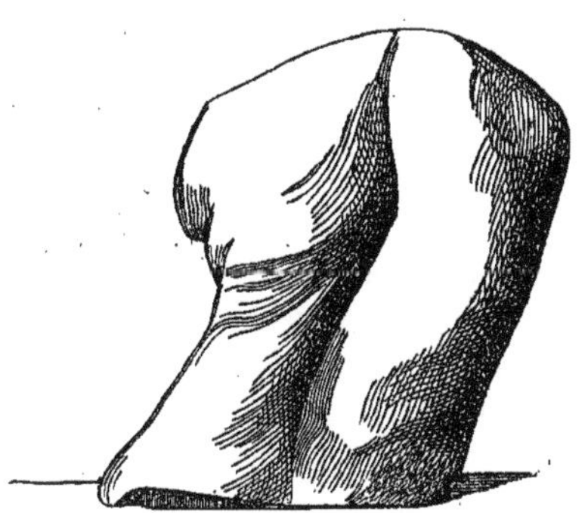

FIGURE 5.

AVANT LE TRAITEMENT.

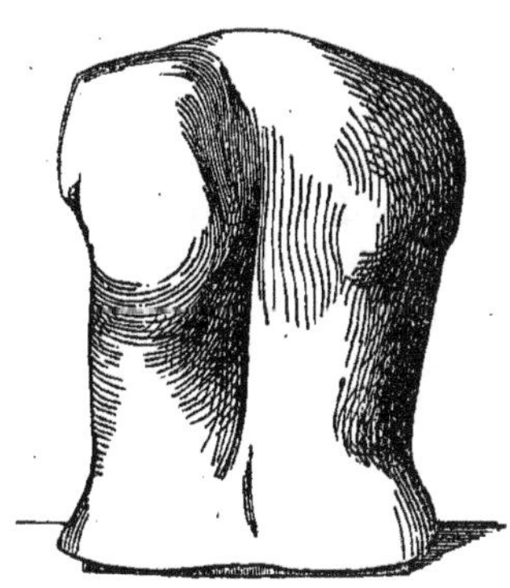

FIGURE 5 bis.

CINQ MOIS DE TRAITEMENT.

Ces trois faits sont, comme on vient de le voir, des plus remarquables. Ils durent paraître d'autant plus étonnants à l'époque où ils furent observés, qu'on n'était pas habitué à de pareils prodiges de la part de la gymnastique, des lits extenseurs et des béquilles, et que les médecins orthopédistes le plus en renom avaient déclaré, dans des consultations écrites qui existent encore, ne pouvoir obtenir la guérison, même incomplète, de ces cas, à moins de quinze, dix-huit mois ou deux ans de traitement. Tout extraordinaires qu'ils ont pu paraître, ils n'en restent pas moins acquis à la science qui les appréciera, et n'en ont pas moins prouvé qu'on peut redresser promptement les courbures latérales de la colonne vertébrale à l'aide de la ceinture à levier, et sans qu'il soit besoin de l'appareil effrayant des machines à extension et des béquilles.

Ne pouvant nier des guérisons aussi au-

thentiques, des personnes emportées sans doute par un zèle trop ardent pour la science crurent devoir mettre en doute la réalité de ces difformités, ou au moins de celle représentée plus haut par la figure 5. On prétendit que ce cas était simulé ou avait été exagéré à dessein. Nier l'existence d'une difformité sur laquelle on avait porté soi-même un pronostic grave, et que plusieurs hommes du premier mérite, membres de l'Institut et de l'Académie de médecine, avaient reconnue et dont ils avaient suivi pas à pas le traitement, c'était faire acte de modestie et d'humilité bien méritoire, sans doute, mais c'était aussi associer à son erreur d'une manière peu convenable les représentants des deux principaux corps savants de France. Dire que, pour obtenir un succès plus facile, on avait fabriqué de toutes pièces des difformités sur de jeunes filles qui en étaient exemptes, c'était seulement faire le procès à celui qui se serait rendu coupable de cette action aussi coupable qu'inutile, mais ce n'était point attaquer le procédé lui-même, dont les bons effets étaient évidents. Aussi cela n'a-t-il pas empêché l'Académie, après enquêtes et discussions longues et animées, de persister dans sa première opinion, entièrement favorable à ce procédé.

Le premier fait (figure 3) est, à la vérité, resté unique jusqu'à présent. Il est appelé sans doute à figurer parmi ces cas exceptionnels dont les fastes de l'art ne fournissent que de rares exemples ; car nous avouerons que dans le grand nombre des déviations que notre position toute spéciale nous a mis à même d'observer depuis plusieurs années, nous n'en avons point encore rencontré d'identique ; mais tout cela, encore une fois, ne prouve rien contre le procédé qui a obtenu la guérison de cette difformité ; et quels que soient les doutes qu'on ait pu émettre sur sa nature, sur son origine, sur les diverses circonstances qui avaient précédé l'examen des commissaires des Académies, ce fait, sous quelque point de vue qu'on le considère, n'en restera pas moins une preuve sans réplique de la puissante action de la ceinture à levier sur les courbures de l'épine.

D'ailleurs, cette guérison, dont on s'est tant occupé, n'a pas été la seule dont l'Académie ait été rendue témoin : les deux autres qui l'accompagnaient (fig. 4 et 5) ne sont pas si étonnants peut-être, mais ils n'en sont pas moins fort intéressants ; ils sont même plus dignes de l'attention des hommes de l'art, en ce qu'ils offrent des caractères qui préviennent toute objection de la nature de celles qu'on a élevées à l'occasion du premier. Et puis, nous le répétons, nous en avons d'autres qui nous sont propres, dont nous répondons seul, et qui, bien que très remarquables, sont à l'abri de pareils soupçons. En voici deux d'une autre variété, moins extraordinaires, il est vrai, mais que nous rapporterons ici parce qu'ils ont un cachet d'authenticité irrécusable, ayant été présentés à l'Académie en 1836 et examinés avec intérêt par plusieurs de ses membres. Ils achèveront de répondre à l'objection dont nous nous occupons en ce moment.

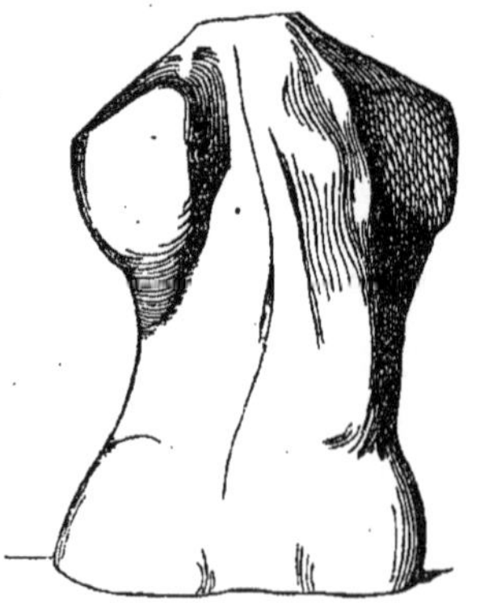

FIGURE 6.

AVANT LE TRAITEMENT.

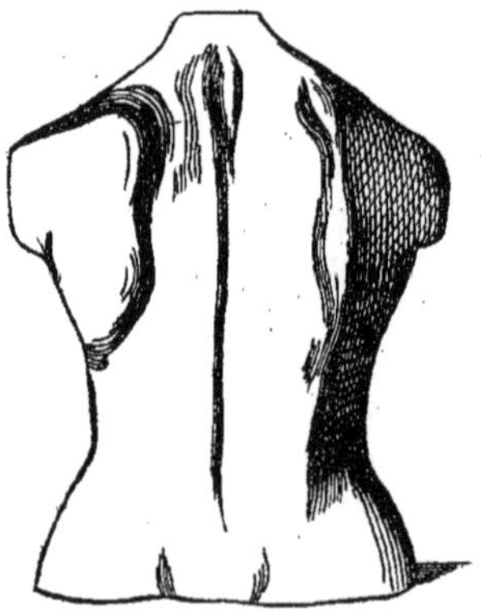

FIGURE 6 BIS.

SIX MOIS DE TRAITEMENT.

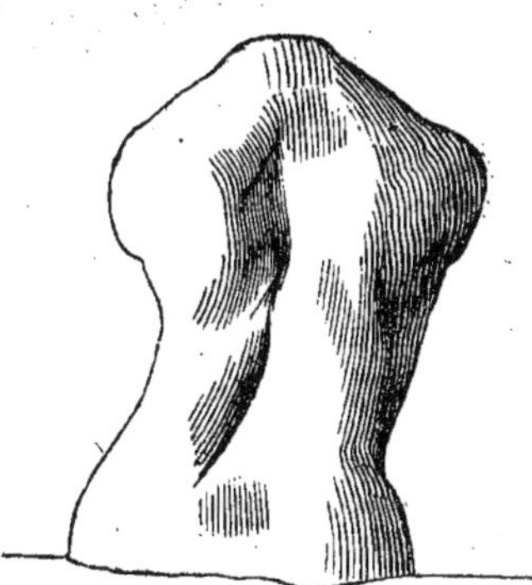

AVANT LE TRAITEMENT.

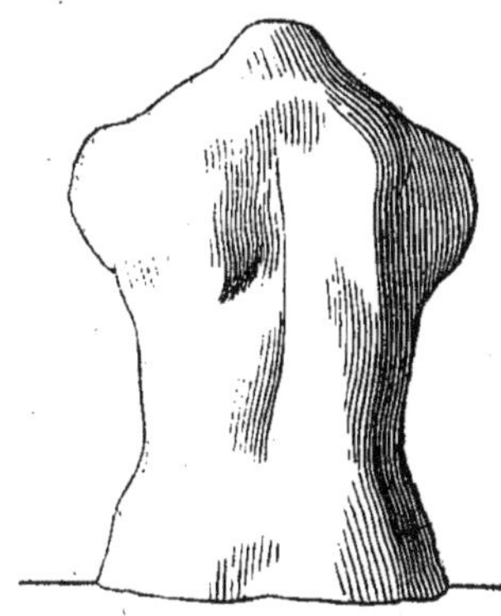

SIX MOIS DE TRAITEMENT.

Les plâtres que représentent ces figures ont été moulés sur de jeunes personnes qui nous ont été adressées, l'une par M. le docteur *Villermé*, l'autre par M. le docteur *Fizeau*. Ces mêmes plâtres ont été signés, non seulement par ces deux médecins, mais encore par MM. *Guéneau de Mussy*, *Nacquart* et *Bouillaud*, après examen comparatif avec les sujets, en présence de plusieurs autres membres de l'Académie, parmi lesquels nous citerons de préférence, comme s'étant principalement occupés d'orthopédie ou de chirurgie, MM. *Bricheteau*, *Blandin* et *Velpeau*.

Enfin, voici un sixième cas non moins authentique que les précédents, fig. 8.

Bien qu'il présentât comme circonstance particulière une double courbure à la fois latérale et antéro-postérieure, un renversement assez marqué du tronc en arrière, dont la figure 8 ne donne qu'une idée imparfaite, au bout de six mois de traitement, les parties étaient revenues complétement à l'état normal, comme l'indique la figure 8 *bis*.

Deux cas tout-à-fait semblables, offerts par deux jeunes clientes de MM. les docteurs Armand Pouget et Goupil, ont eu une issue aussi prompte et aussi complète, que nos deux honorables confrères ont constatée.

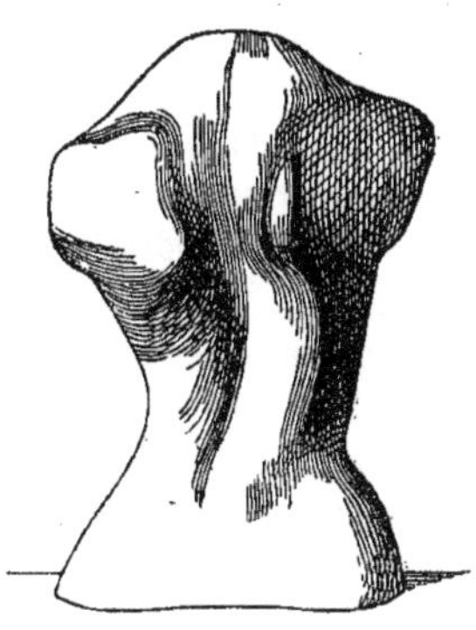

AVANT LE TRAITEMENT.

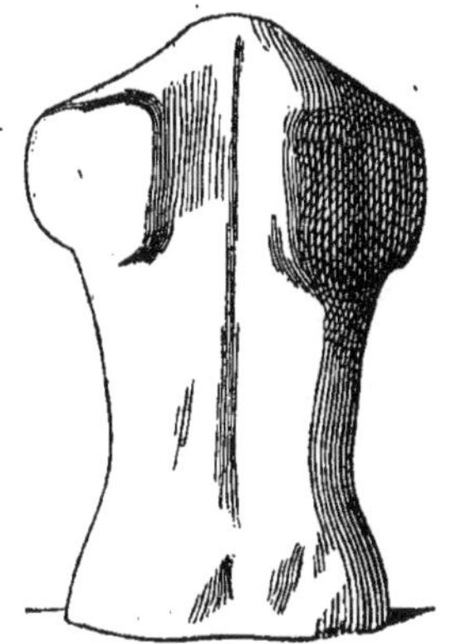

SIX MOIS DE TRAITEMENT.

Donc l'Académie de médecine a eu raison de déclarer avec ses commissaires que *la ceinture à inclinaison guérit assez vite les courbures latérales de la colonne vertébrale.*

Deuxième objection.

Cependant quelques critiques, estimant leur logique bien supérieure aux faits, et comme s'ils eussent voulu échapper à l'évidence, se sont pris à raisonner *à priori* et à vouloir prouver, les uns que *la ceinture à levier ne pouvait avoir d'action que sur les courbures dorsales, et que l'inclinaison qu'elle provoque dans le cas de double courbure ne pouvait que redresser la corde de l'arc lombaire sans modifier l'état de cette région;* les autres, au contraire, *que si cet appareil avait quelque effet, ce qui était douteux, disaient-ils, ce ne pouvait être que sur la région lombaire; et que dans les déviations vertébrales en S, l'inclinaison qu'on donne à la région dorsale dans le sens de sa courbure devait nécessairement augmenter celle-ci.*

Il nous serait bien facile de démontrer aussi par le raisonnement que sous l'influence du traitement méthodique *par inclinaison*, le redressement de deux courbures alternes peut être produit; nous nous contenterons pour le moment d'avancer que ce redressement est *possible* en prouvant qu'il *a été obtenu.* Encore une fois, et sans entrer dans les détails techniques d'une démonstration qui ne serait point comprise par une partie de nos lecteurs, et qui serait d'ailleurs nécessairement incomplète pour les autres, nous répondrons par le simple exposé des faits.

Qu'on examine les plâtres représentés plus haut, et dont la plupart offrent des exemples de courbures doubles; qu'on jette les yeux sur les suivants, et l'on se convaincra bientôt que la critique a eu tort; c'est-à-dire que la ceinture est applicable, non seulement aux cas assez rares de courbures latérales simples, mais encore aux cas les plus ordinaires de courbures multiples.

Parmi les nombreux exemples que nous possédons, nous donnerons les suivants, parce qu'ils présentent de l'intérêt par leur authenticité, leur gravité, et leurs différences caractéristiques, qui donneront une idée des principales variétés de déviations vertébrales dont la ceinture peut triompher.

Le premier de ces cas de guérison est celui d'une jeune fille de quatorze ans, qui a été examinée avec le plus grand intérêt par des hommes de l'art, et dont le buste en plâtre, signé le 5 septembre 1836 par M. *Serre*, président d'une commission de l'Académie des Sciences, est resté déposé au secrétariat de l'Institut.

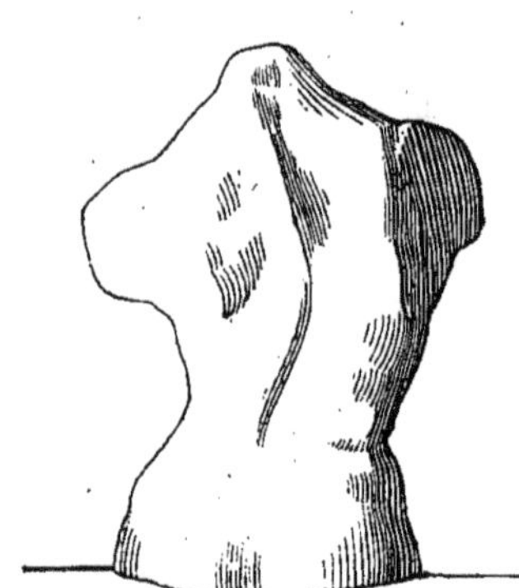

FIGURE 9.

Ce sujet offrait non seulement un exemple de *double courbure latérale*, mais encore une élévation considérable de l'omoplate droite avec dépression très marquée des dernières côtes sternales du côté gauche. Au bout de trente-neuf jours de traitement par la ceinture, il fut présenté de nouveau devant la commission de l'Académie des Sciences; le tronc était dans l'état représenté par la figure 9 *bis.*

FIGURE 9 *bis*.

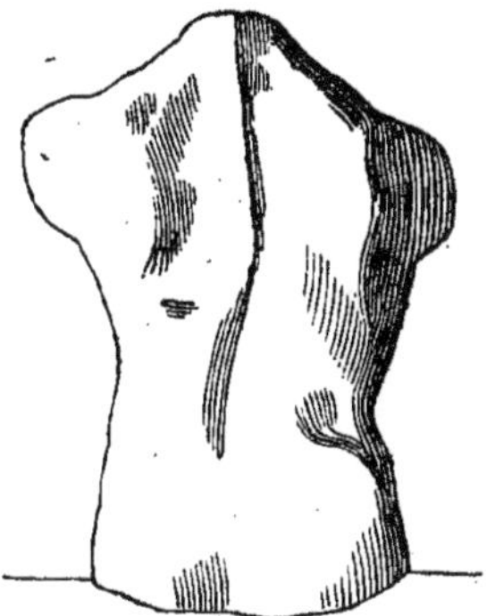

TRENTE-NEUF JOURS DE TRAITEMENT.

FIGURE 9 *ter*.

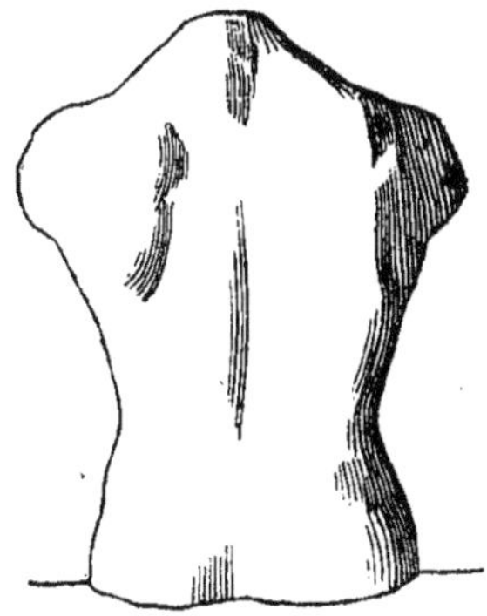

QUATRE MOIS DE TRAITEMENT.

et moins de deux mois après dans celui que représente la fig. 9 *ter*.

La taille était droite ; il ne restait qu'une légère irrégularité dans les deux côtés, irrégularité invisible sous un corset ordinaire, et qui n'en rendait pas moins cette guérison fort remarquable et bien précieuse surtout pour la jeune personne qui, si jeune et déjà si déviée, était vouée à jamais aux inconvénients sans nombre attachés à l'existence d'une difformité repoussante.

Le second cas est représenté par la figure 10 et 10 *bis*.

La figure 10 représente le buste d'une demoiselle de quatorze ans, confiée à nos soins par un membre de l'Académie de médecine, qui a observé la marche du traitement avec tout l'intérêt d'un père éclairé et attentif. Avant le septième mois de traitement, la guérison était obtenue (*voyez* fig. 10 *bis*) ; le redressement était complet ; la taille, redevenue svelte et gracieuse, ne laissait plus rien à désirer. Pourtant ce cas présentait bien deux *courbures alternes* , et avec elles une espèce de torsion de la colonne sur son axe, en vertu de laquelle la

FIGURE 10

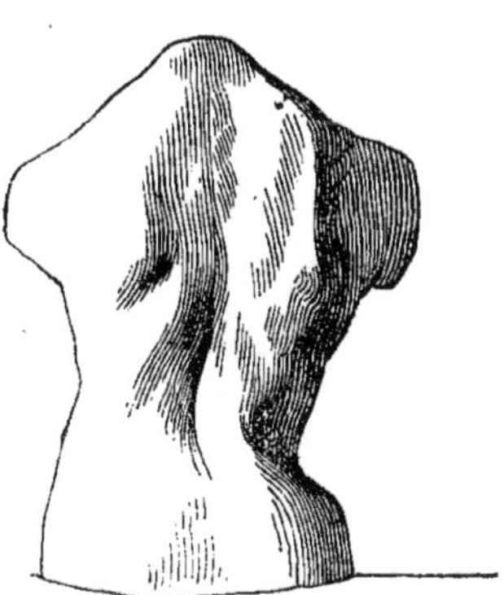

AVANT LE TRAITEMENT.

FIGURE 10 *bis*.

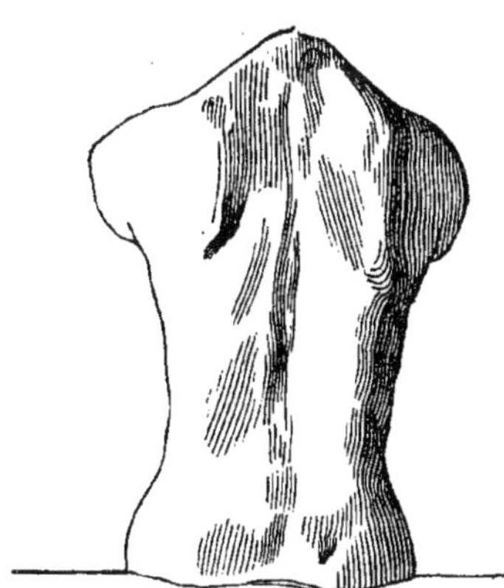

SEPT MOIS DE TRAITEMENT.

moitié supérieure du tronc était dirigée de dehors en dedans et d'avant en arrière, tandis que les côtes asternales gauches et

les apophyses transverses des vertèbres lombaires étaient portées dans le même sens et soulevaient la masse musculaire correspondante. Quoiqu'il existât deux courbures que nous appelons mixtes, c'est-à-dire à la fois latérales et antéro-postérieures, et que les circonstances qui les accompagnaient parussent devoir rendre le traitement très difficile, et eussent fait considérer par quelques personnes la guérison comme fort hypothétique, par le seul emploi de la ceinture sans l'extension, cette guérison n'avait pas exigé sept mois de traitement. Un coup d'œil jeté sur la fig. 10 *bis* donnera une idée de l'espèce de transformation opérée par le traitement, et fera juger de l'étonnante propriété qu'a la ceinture, dans certains cas, d'allonger la taille, bien que les sujets soient constamment debout en la portant.

Un troisième cas de *double* courbure latérale très marquée et redressée par la ceinture à inclinaison a été observé dans notre établissement par M. *Husson*, membre de l'Académie de médecine, qui avait bien voulu nous adresser la malade. Cette jeune fille, atteinte depuis son enfance d'une déviation de l'épine, avait été traitée pendant plusieurs années par les méthodes ordinaires, et nous fut amenée dans l'état représenté plus loin par la figure 11.

Il y avait bien, comme dans les cas précédents, une courbe dorsale prédominante et une lombaire dont la corde était courte et la flèche relativement très longue, circonstances assez fâcheuses en général. Tout pouvait faire craindre un insuccès complet, non seulement l'inefficacité d'un traitement antérieur très long, mais encore une constitution vicieuse, débile au plus haut degré, annoncée par une grande maigreur, une anorexie habituelle complète, une faiblesse générale, des palpitations, une oppression continuelle. Loin de là, l'état général ne tarda pas à s'améliorer sous l'influence d'une bonne diététique, et les deux courbures s'effacèrent, la courbure lombaire comme la courbure dorsale. Et pourtant ce ne fut point là une guérison complète; elle était devenue impossible par les profondes altérations qu'avaient éprouvées les côtes du côté gauche, qui offraient une dépression telle que l'omoplate de ce côté se trouvait comme ensevelie, tandis que l'omoplate opposée, poussée fortement en arrière, en haut et en dehors, formait sous la peau une saillie angulaire très proéminente. C'était un de ces cas que nous avons signalés en commençant comme incurables complétement. Néanmoins le redressement a été opéré; mais l'omoplate gauche est restée fortement déprimée, et le côté droit, bien que moins convexe, ne put être ramené à l'état nor-

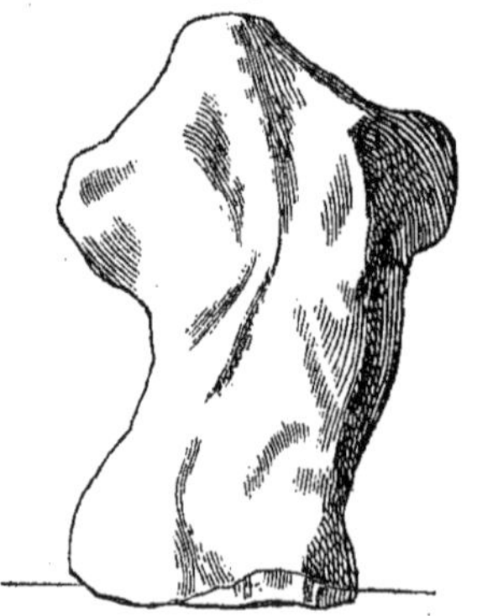

FIGURE 11.

AVANT LE TRAITEMENT.

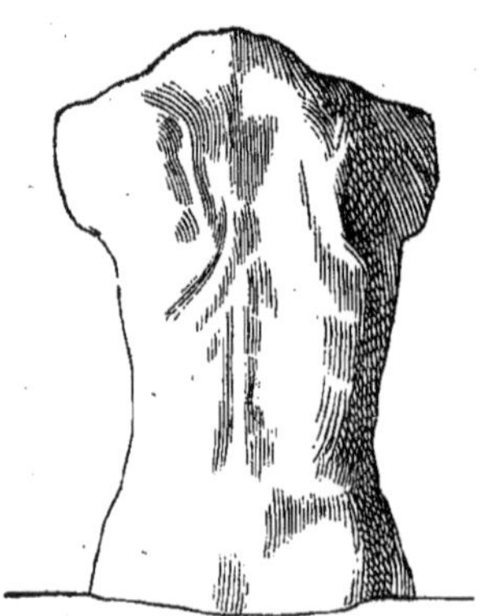

FIGURE 11 *bis*.

CINQ MOIS DE TRAITEMENT.

mal. La figure 11 *bis* fait connaître quel était alors l'aspect général du tronc.

Dans ce cas réputé incurable, les changements bien remarquables qu'on peut observer ici étaient assez grands pour que les traces de cette difformité, naguère si apparente, si choquante, fussent faciles à dissimuler.

Ce n'était point assez pour les antagonistes de la méthode d'inclinaison qu'elle fût par eux réputée impuissante, il fallait encore la déclarer nuisible. Or, que n'a-t-on pas dit? *La ceinture, par sa courroie latérale, comprime douloureusement le côté, produit une pression dangereuse autour de la poitrine, et doit ainsi porter préjudice à la santé.* S'il suffisait pour combattre un système de thérapeutique d'énoncer la série des inconvénients et des dangers possibles que peut entraîner son mauvais emploi, il n'y en aurait pas un seul qui ne dût être exclu de la pratique. Si, pour apprécier la méthode de traitement par les lits à extension, nous disions, non pas les mille et un inconvénients qui l'ont fait déjà rejeter par la majorité des orthopédistes, mais les catastrophes, bien réelles pourtant, qu'elle a causées, ce ne serait pas juger sainement ce système. Il est dans toute méthode chirurgicale un mode de procéder qui peut mettre à l'abri de la plupart des inconvénients qui lui sont inhérents comme à toutes choses. Quant à celle-ci, il n'est pas plus vrai que la courroie de la ceinture à inclinaison doive nécessairement comprimer douloureusement la poitrine et gêner ses fonctions, que l'extension ait pour effet ordinaire de paralyser ou d'asphyxier les patients. Tout dépend de son application plus ou moins habile. D'ailleurs nous avons remédié, par quelques combinaisons nouvelles dans son mode d'emploi, à plusieurs défauts qu'on aurait pu reprocher dans certains cas à la ceinture telle qu'elle a été inventée; nous l'avons rendue à la fois plus puissante et d'un emploi plus sûr et plus général.

Enfin, nous pouvons avancer hautement, sans crainte d'être démenti, que la ceinture à levier, lors même qu'elle n'a pu guérir complétement, n'a jamais, dans nos mains, produit le plus léger accident, et ne saurait même jamais y donner lieu, à moins d'être mal appliquée. Nous en appelons pour cela, non seulement à l'autorité de l'expérience, mais encore aux lumières des médecins qui ne craindront pas de venir nous faire leurs objections, ainsi qu'au bon sens des mères, auxquelles nous ne craindrons pas de faire voir et toucher cet appareil, dont la simplicité peut permettre aux personnes les plus étrangères à la médecine de se rendre compte de son action. Nous sommes bien certain ainsi de faire tomber cette objection, qui n'a pas de fondements plus solides que les autres.

Fidèle au système que nous avons suivi dans cette Notice, ce serait encore par des faits que nous voudrions pouvoir répondre à ces allégations; mais comment, avec le secours de la gravure sur bois, à peine suffisante pour représenter des dos modelés, faire voir ces jeunes filles qui, de maigres, étiolées, chlorotiques, moroses qu'elles sont à leur arrivée dans notre établissement, se régénèrent pour ainsi dire en quelques mois, deviennent bientôt grasses, fraîches, enjouées, et guérissent sans dangers, sans douleurs, sans privation aucune, de difformités qui leur préparaient tant de peines dans l'avenir? Cependant nous pourrons encore, jusqu'à un certain point, user de ce moyen pour prouver, par les différents exemples de guérison représentés plus haut et par celles qui suivent, que les martyres de la ceinture se sont toutes assez bien portées pour avoir éprouvé un accroissement aussi grand que rapide. En effet si l'on examine les dessins des plâtres pris après le traitement, et si on les compare à ceux qui représentent l'état primitif, on verra sur la plupart une différence notable, non seulement sous le rapport de la forme, mais encore sous celui des proportions, différence tout en faveur des seconds.

C'est ainsi que dans les deux cas que nous allons présenter, cette différence est telle, surtout dans le premier (*fig.* 12, 12 *bis*), qu'on aurait peine à croire que ces deux plâtres appartiennent au même sujet.

En 1836, une demoiselle de quatorze ans nous est conduite sur la bienveillante recommandation de M. le docteur *Olivier* (d'Angers). Elle est moulée en présence des parents et de MM. les docteurs *Rayer* et *Mar-*

tinet. Le plâtre est représenté par la fig. 12.

Sept mois après, un second plâtre (*figure* 12 *bis*), signé comme le premier par M. *Martinet*, donnait ce résultat remarquable du traitement, dont M. *Olivier* (d'Angers) a également été rendu témoin.

Ainsi, en quelques mois, on avait obtenu non seulement un redressement de l'épine et un retour complet du torse aux formes normales, mais encore un accroissement et un embonpoint inespérés, ainsi que la disparition de phénomènes chlorotiques très prononcés, sans autres moyens que la ceinture, un bon régime et l'influence salutaire de notre habitation si heureusement située.

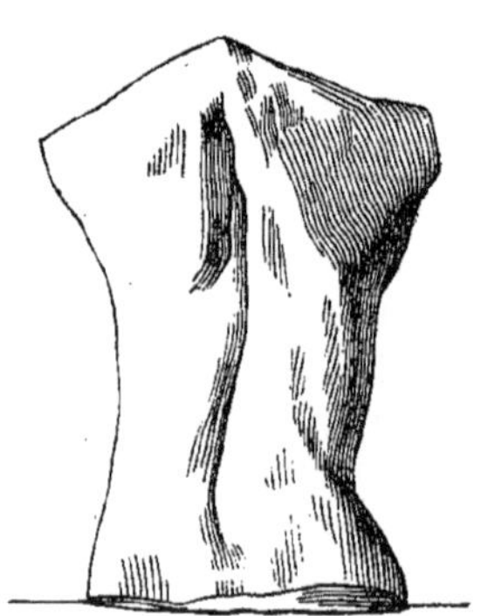

FIGURE 12.

AVANT LE TRAITEMENT.

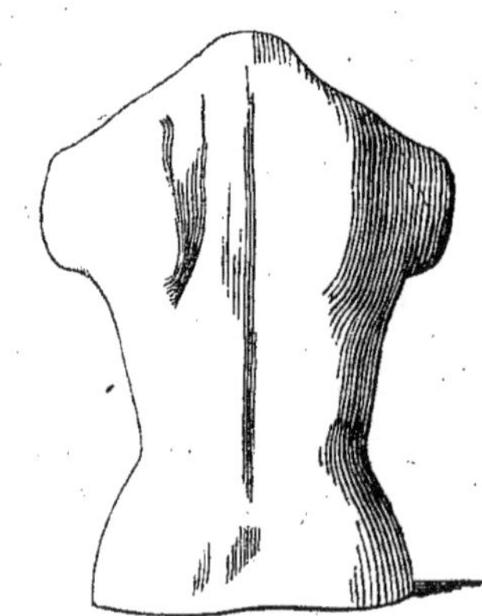

FIGURE 12 *bis*.

SEPT MOIS ET DEMI DE TRAITEMENT.

Nous terminerons par un exemple de guérison plus récent, peut-être aussi remarquable que le précédent sous le rapport de la rapidité du développement, mais beaucoup plus intéressant quant au redressement de l'épine. Ici tout commentaire serait inutile : de tels faits peuvent s'en passer. On va voir ce que dans certains cas l'appareil orthopédique le plus simple peut produire quand son emploi est bien dirigé.

La personne qui nous offrait cette diffor-

mité, que représente la figure 13, était âgée de dix-huit ans ; depuis l'âge de dix ans au moins elle avait attiré l'attention de sa gouvernante, et avait été l'objet des soins des premiers chirurgiens de Londres, et soumise à un régime hygiénique très sévère, à un repos presque continu. Après quatre mois de notre traitement qui ne causa pas une seconde de douleur ni de gêne, sa taille était telle que la représente la figure 13 *bis*.

FIGURE 13.

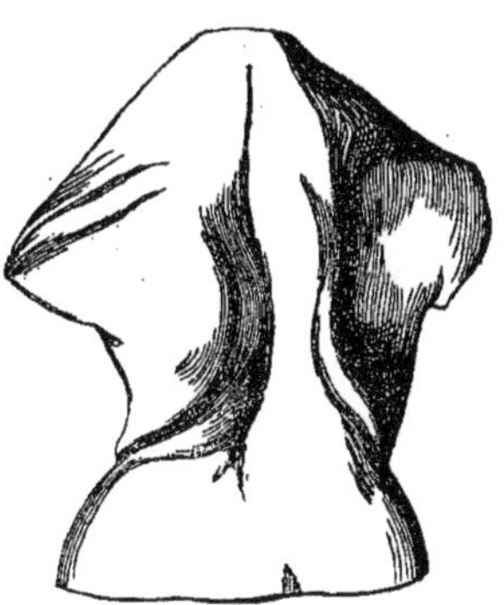

AVANT LE TRAITEMENT.

FIGURE 13 *bis*.

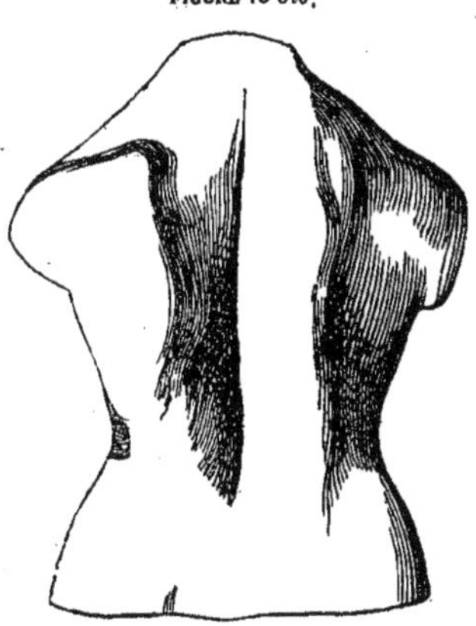

QUATRE MOIS DE TRAITEMENT.

Ce fait fort curieux a été observé avec le plus grand soin pendant toute la durée du traitement par M. le docteur *Robert Verity*, médecin de l'ambassade d'Angleterre, dont la signature se trouve sur les deux plâtres qui ont servi de modèle aux deux dessins qui précèdent.

On voudra bien convenir que dans ces cas les prétendues pressions exercées sur la poitrine et le bas-ventre n'ont pas produit de bien grands ravages, et qu'il serait difficile d'allier le moindre soupçon de quelques troubles des principales fonctions avec de tels résultats, avec la preuve évidente d'une nutrition plus parfaite, d'un accroissement rapide, d'une augmentation très marquée d'embonpoint.

Quatrième objection.

Une autre objection peu sérieuse, mais faite pourtant très sérieusement, a été celle-ci : « *La ceinture s'appliquant autour du bassin, doit nuire au développement de cette cavité, et donner lieu plus tard à des accidents graves.* »

Pour faire une pareille objection, il faut ou ne pas connaître le procédé qu'on censure, ou ignorer le mode d'organisation du bassin. Il faut ne pas connaître le procédé; car pour qui possède sur ce sujet les données les moins complètes, il est évident que le point d'appui que doit trouver l'appareil pour résister aux efforts qui tendent à ramener le tronc dans la verticale, dont l'inclinaison l'a plus ou moins éloigné, n'est pas fourni par le bassin, mais bien par la cuisse, c'est-à-dire par cette partie du corps humain où se trouvent l'os le plus volumineux, le plus solide, et la masse musculaire la plus considérable. Il n'est donc aucunement besoin que la ceinture étreigne le bassin. En effet cela n'a pas lieu ; car il est facile de faire glisser la main entre le bassin et la ceinture, excepté dans un *seul* point, sur l'une ou l'autre crête iliaque. Cette circonstance prouve que la pression n'est jamais circulaire, et ne saurait pas plus nuire que celle qui est opérée par la courroie latérale de l'appareil, également sur un *seul* point de la poitrine. Nous le répétons, il n'y a de pression circulaire ni dans l'un ni dans l'autre cas, et par conséquent aucune espèce de danger à courir pour les organes du bassin ou de la poitrine. Le simple examen de la ceinture appliquée suffit pour le démontrer.

Bien plus, la résistance que le bassin

pourrait offrir aux pressions circulaires est telle, à cause de la solidité des os qui le composent, et du mode d'articulation de ces os entre eux, qu'on pourrait sans crainte en exercer une bien plus grande que celle que rendraient nécessaires les efforts opposés par l'épine la moins flexible à l'action bien combinée d'un appareil redresseur. D'ailleurs, les dangers de ces pressions ne sont nullement à craindre par d'autres raisons, faciles à saisir. Si, chez les jeunes sujets, les os du bassin ont relativement un degré de dureté moindre, les articulations vertébrales sont également très souples; par conséquent, s'il fallait opérer une pression sur le bassin, elle ne serait que bien faible et de peu de durée, attendu que la déviation chez un jeune sujet n'exige qu'un effort modéré et qu'un traitement très court. D'un autre côté, chez les adultes la solidité des os du bassin est tellement considérable, qu'elle leur permettrait de résister sans danger à un degré de pression très grand. Enfin, nous ajouterons que dans le cas de rigidité extrême de l'épine déviée, ce qui veut dire pour nous *d'incurabilité*, la ceinture n'est généralement pas applicable, pas plus que quand le sujet difforme est atteint de carie ou de ramollissement général des os; à moins que son emploi ait pour but de soulager quelque infirmité grave, et comme cela nous est déjà arrivé chez une cliente de M. le docteur *Janin*, de donner à des personnes condamnées à rester couchées toute la vie ou à se servir de béquilles, la faculté de se tenir debout et de marcher sans soutien apparent. La pression exercée nécessairement autour du bassin par la ceinture des lits à extension est bien plus grande, puisqu'elle doit contre-balancer l'effet en sens inverse de la machine extensive; et cependant nous ne croyons pas qu'on puisse faire de cette circonstance une objection sérieuse contre l'emploi des anciens procédés.

Enfin, on a avancé que *si le redressement des déviations du rachis était possible, ce qui n'était pas prouvé*, disait-on, *il y aurait danger à l'obtenir en peu de temps, et qu'une guérison subite ne pouvait être obtenue en moins d'une année.* Les personnes qui ont fait cette objection et les précédentes avaient leurs motifs pour parler ainsi, car le moindre traitement, entre leurs mains, ne durait jamais autrefois moins d'un à trois ans.

Non seulement les faits sont là qui répondent victorieusement à cette allégation; mais quelle sorte de danger y aurait-il à redresser promptement une épine souple? Il est vrai que l'orthopédie a pu, avec ses machines extensives, paralyser ou frapper de mort en voulant guérir trop vite, cela s'est vu; mais avec la ceinture, ce danger est-il supposable, même dans les cas les plus défavorables? Ce prétendu danger d'un redressement rapide serait-il dans la non-consolidation? Mais qui empêche de continuer après le redressement l'emploi de l'appareil pendant tout le temps nécessaire à la consolidation? On voudra bien admettre sans doute que le moyen qui a pu redresser une épine est bien capable de la maintenir redressée, et de favoriser le travail de consolidation.

D'ailleurs, encore une fois, les faits sont là qui donnent le démenti le plus formel à ces allégations aventurées. En voici un entre autres que nous rapporterons, non seulement pour la rapidité du traitement, mais encore parce que la solidité de la guérison nous a été confirmée par des examens semestriels.

Le 5 décembre 1837, on nous présente une demoiselle de quinze ans. qui était atteinte depuis trois ou quatre ans d'une déviation dont voici les caractères.

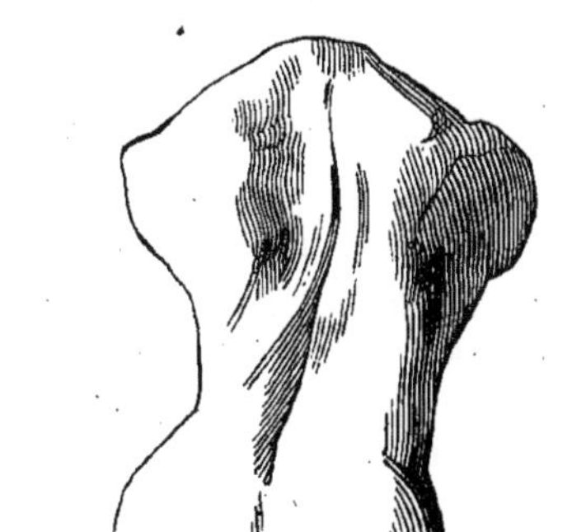

FIGURE 14.

AVANT LE TRAITEMENT.

Le 18 janvier suivant, c'est-à-dire en moins de six semaines, le redressement était complet, comme on peut le voir, et déjà l'influence si favorable de notre traitement sur la santé se manifestait par un embonpoint assez marqué.

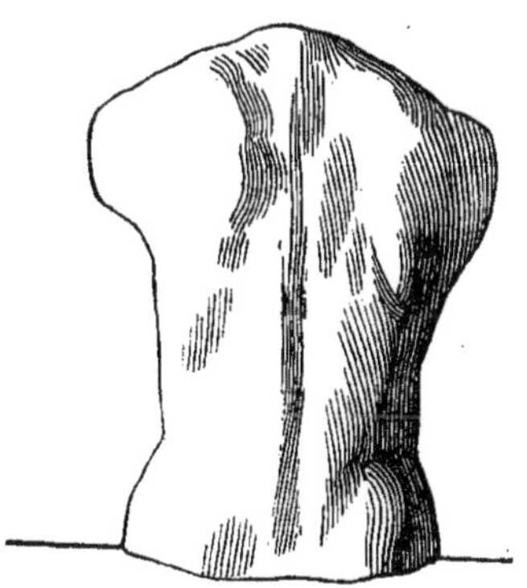

FIGURE 14 bis.

UN MOIS ET DEMI DE TRAITEMENT.

Depuis sa sortie de l'établissement, c'est-à-dire depuis près de trois ans, cette jeune personne, qui habite le département d'Eure-et-Loir, nous est amenée par sa mère tous les six mois. Eh bien! nous pouvons affirmer qu'il a suffi de l'emploi du corset et de régime que nous prescrivons aux personnes qui quittent la ceinture pour main-

tenir intacte cette guérison si prompte Il n'y a pas plus de trois mois que la dernière visite a eu lieu.

On voit donc que toutes ces objections ne sont rien moins qu'importantes, et ne sauraient en aucune façon altérer la confiance que doit inspirer un procédé qui présente en sa faveur des faits aussi nombreux qu'intéressants, et auquel on ne peut reprocher aucun inconvénient.

———

En ne parlant ici que de la ceinture à inclinaison comme moyen de guérir les déviations de la taille, nous n'avons pas prétendu persuader que la thérapeutique de ces difformités résidait tout entière dans cette simple machine ; nous savons le contraire. Nous n'ignorons pas, et notre pratique de tous les jours le prouve assez, qu'il est d'autres indications à remplir que celles qui sont fournies par les dérangements physiques du squelette, et qu'une diététique éclairée, que des soins médicaux ont dans beaucoup de cas une part aussi grande à la guérison des difformités, (en s'adressant plus ou moins directement à leurs causes productrices), que les agents mécaniques. Si nous plaçons à la tête de ceux-ci la ceinture à levier, c'est parce qu'elle est d'une application plus générale et plus satisfaisante ; mais nous savons reconnaître dans quelques autres que nous indiquerons plus tard une utilité réelle, quoique le plus souvent secondaire.

Nous ne nous sommes occupé dans notre *Notice* que de l'emploi de la ceinture à inclinaison, afin de faire apprécier la valeur propre de cet instrument d'après ses résultats dans le traitement de quelques uns des cas de déviations rachidiennes auxquelles il est applicable. Nous n'avons voulu ici que constater rapidement le *fait*, nous réservant plus tard de faire connaître le *pourquoi* et le *comment*.

En un mot, nous avons voulu donner un court exposé de quelques faits authentiques de guérison, sans recourir, pour en augmenter la valeur, ni au raisonnement ni au prestige du style, et convaincre les bons esprits de la vérité de ces trois propositions, formulées déjà par l'Académie royale de médecine elle-même, savoir :

1° QUE LA CEINTURE A LEVIER OU A INCLINAISON PEUT REDRESSER SEULE LES DÉVIATIONS LATÉRALES DE LA COLONNE VERTÉBRALE ;

2° QU'ELLE LES GUÉRIT PROMPTEMENT ;

3° QUE SON EMPLOI MÉTHODIQUE EST EXEMPT D'INCONVÉNIENT.

Nous laisserons à nos confrères le soin d'établir la comparaison entre cette méthode si simple, si commode, si puissante et à la fois si incapable de nuire, et celles qui ont été employées jusqu'à présent dans le même but.

A. TAVERNIER, D.-M.-P.

Nota. — Le traitement des déviations de la taille par la méthode d'inclinaison est également employé par M. Hossard à Angers, dont l'établissement n'a de commun avec celui de Paris, que dirige seul M. Tavernier, que l'emploi de la ceinture à levier.

INSTITUT

ORTHOPÉDIQUE SPÉCIAL

Du Docteur Tavernier,

POUR LE TRAITEMENT

DES DÉVIATIONS DE LA TAILLE,

à Paris, rue des Batailles-Chaillot, 21.

(QUARTIER DES CHAMPS-ÉLYSÉES.)

———————————

Cet établissement, à la fondation duquel le docteur Tavernier a coopéré avec M. Hossard, directeur de la maison d'Angers, et dont il est, depuis 1836, le seul directeur et propriétaire, est spécialement destiné au traitement des *déviations de la taille* chez les jeunes personnes, au moyen de la *ceinture à inclinaison* BREVETÉE, dont l'*Académie royale de médecine* a reconnu et constaté les avantages à la suite d'expériences authentiques et concluantes. Plusieurs années de succès, de nombreuses guérisons obtenues sous les yeux des médecins les plus distingués et dans les familles les plus honorables et les plus élevées, recommandent assez le mode de traitement employé par le docteur Tavernier. Ce traitement guérit promptement, n'astreint pas les jeunes personnes au supplice de l'extension, ne les expose pas aux funestes effets du repos continu.

Dans ce traitement plus physiologique que mécanique, et fondé sur les lois naturelles de la locomotion, rien de violent, rien de pénible; c'est la nature qui fait presque seule les frais de la guérison; et les personnes qui s'y soumettent ne cessent pas un instant de se livrer, sans entraves, aux jeux et aux occupations de leur âge.

Cet établissement, dans la situation la plus pittoresque, au sommet des hauteurs de *Chaillot*, d'où l'on découvre le plus magnifique panorama, possède un vaste jardin laissé tout entier à la disposition des pensionnaires; il ne laisse pas plus à désirer sous le rapport de la salubrité et de l'agrément, que sous celui non moins important du régime alimentaire, de l'ordre et de la tenue, auxquels président immédiatement M. et madame Tavernier.

L'éducation y est continuée, et peut être aussi complète que possible, le traitement n'y apportant jamais d'obstacle. Une dame institutrice et des professeurs attachés à la maison y enseignent soit en commun, soit en particulier, les connaissances usuelles et les arts d'agréments.

Une attention toute particulière et constante est apportée à l'entretien des jeunes personnes dans les principes religieux où elles ont été élevées et dans l'observation exacte et régulière de leurs devoirs de piété. Des instructions spéciales sont données régulièrement par un ecclésiastique.

Le docteur Tavernier fait lui-même tous les matins l'application des appareils, et se rend compte ainsi chaque jour des effets du traitement.

On ne reçoit dans l'établissement que des jeunes personnes affectées de déviations de la taille. Elles y sont admises soit comme *pensionnaires*, soit comme *externes*, celles-ci peuvent donc suivre ce traitement au domicile de leurs parents, en s'engageant à se rendre à l'établissement, suivant les règles établies, aux jours et heures fixés par le directeur. Ce dernier mode de traitement est surtout avantageux pour les demoiselles de familles étrangères et pour les jeunes dames, qui ne peuvent pour de puissants motifs quitter leur maison pendant quelques mois.

Les mères qui désirent rester auprès de leurs filles, ou les faire accompagner d'une institutrice de leur choix, trouveront dans l'établissement des chambres particulières et des appartements convenablement meublés.

S'adresser, pour les Conditions de la Pension et du Traitement,

A M. TAVERNIER, DIRECTEUR DE L'INSTITUT ORTHOPÉDIQUE SPÉCIAL,

21, Rue des Batailles-Chaillot. (Quartier des Champs-Élysées.)

A PARIS.

DEFORMITIES OF THE SPINE.

New mode of cure for irregularities of the human shape, *méthode d'inclinaison*, without the employment of mechanic beds, etc., by M. LE DOCTEUR TAVERNIER, director of the "*Institut orthopédique spécial*," rue des Batailles, 21 near the *Champs-Elysées*, Paris.

This kind of deformity, which generally declares itself in females, from the age of 10 to 16, is of much more frequent occurrence, than is generally supposed; lateral irregularities in particular, are so numerous, that there are few families which do not present some examples of their existence in a greater or less degree.

The means of cure, hitherto employed, however, it will be allowed, have been as trifling, as they have been ultimately discovered to be insufficient and even dangerous, such as *plated stays, pressures, gymnastic exercises* or other mechanical applications, all of which are exceedingly tedious, inconvenient and even dangerous, as has been proved in the application of *mecanic bedsteads*. It is not extraordinary therefore, that a strong prejudice should exist in the minds of parents, against submitting their offspring to modes of treatment which present so many and serious objections. The discovery of the *method d'inclinaison* may be fairly said to have opened a new era in the science of orthopedics.

TREATMENT BY THE INCLINING GIRDLE.

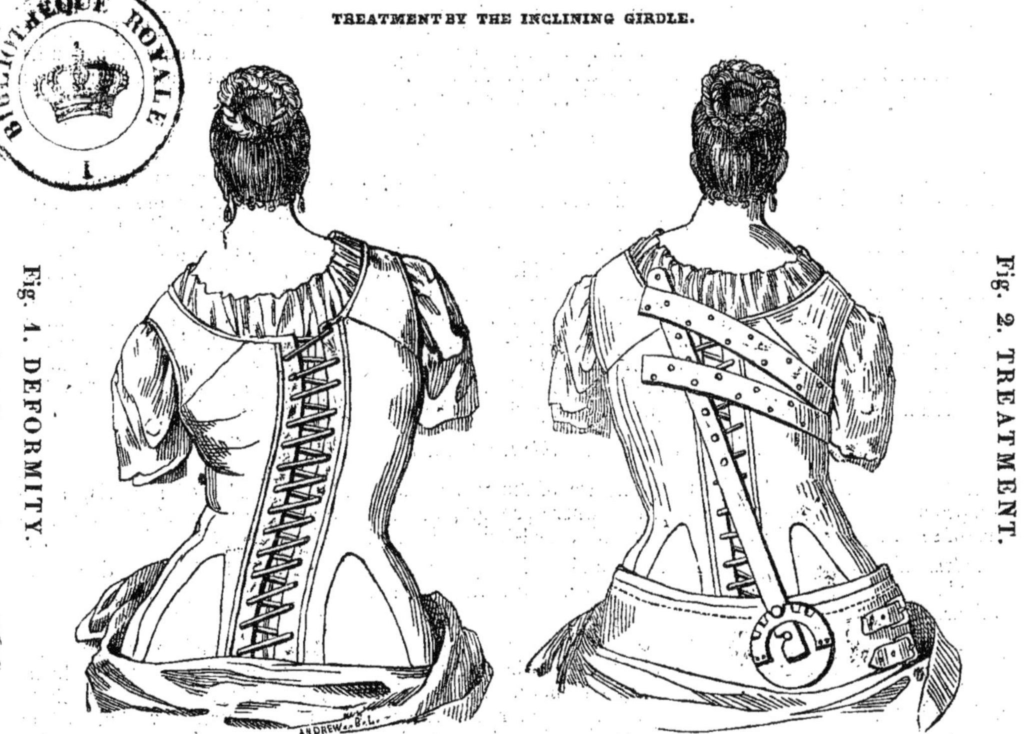

Fig. 1. DEFORMITY.

Fig. 2. TREATMENT.

If this simple process (as represented fig 2) be compared to the complicated machines hitherto employed, it must be admitted that the art of treating these deformities, has made immense progress. It is not on account of its simplicity only that the system of *inclinaison* is remarkable and worthy the reception it has met with from every physician who has examined it; but in a physiological point of view it is evidently calculated to assist nature in repairing her error by means of muscular action — the most powerful agency that can be adopted, in cases of *lateral deviations*.

This process, so simple in its construction, and at the same time so prowerful in its action, is applied to the stays (as seen in fig. 2), and can be easily concealed under the dress, as it manifests its presence only by the inclination it causes on the trunk, which is in proportion to the degree of deviation which may exist.

The treatment is free from pain; and the cure may be effected, in certain cases, in a few months or even a few weeks.

The advantages attached also to this mode of treatment are the following: 1, the least possible degree of pain; 2, the entire liberty left to young persons of enjoying all the exercises, amusements and occupations of their age; 3, extreme promptitude in the cure, which can be accomplished in a few months in cases where other means have taken a space three or four times as long; 4, the development of strength, the effect of the exercise, to which the girdle presents no difficulty; 5, the prompt and certain establishment of general bodily strength, by the diet prescribed by the treatment, as well as by the action upon the vertebra, whilst the patient is in a standing position; lastly, the rapidity with which deformities incident to females are corrected.

Proofs of the efficiency of the Precess.

The powerful and certain action of the girdle can be no longer questioned, and its good effects have been verified in numerous instances during seven years at Angers, by the professors of the school of Medecine and the most able practitioners of that town, whose certificates all bear testimony, that they consider this system as being infinitely superior to all others hitherto known. The royal academy of medecine, upon a report made by a special commission, composed of Messieurs Husson, Double, Itard, François, Paul Dubois and Bricheteau, has recently given its approbation to this mode of treatment and proved the promptitude of its results, in three young persons, of the ages of 12, 15 and 21, treated at Paris; the first having been cured in 5 months, the second in 8 and the third in 4 months and a half; all of deformities extremely hideous, and to cure which several orthopedists, had required a year and a half, or 2 and 3 years.

Certainty of the cure.

In the treatment of the deviations of the human shape by ordinary means, it is at least as difficult to obtain the consolidation of the parts as the cure of the deformity. The long and continual use of stays, crutches or metallic plates, gives to the shape a form as unnatural and hideous, as the deviation itself, whilst the return of the deformity is almost certain, nor ought we to consider any dis covery more precious than that of the *inclining belt* and the *contentive apparatus*, which forms the complement of this method, the design of which has just been deposited in the Academy of Sciences. The process, if such a name can be given to it, consists simply in a long inextensible ribbon, which by fastening itself to the loop holes of common stays, retains the patient in the desired and perhaps best position without its appearing. This mode, as powerful as it is simple and commodious, contributes to the cure; in maintaining the shape of the most delicate young persons, or those of an age too tender to be left, without a preventive, against possible deformity. This circumstance alone gives to the process a superior advantage over all others.

Establishments where this treatment is made use of.

The treatment of the deviations, by the use of the "*Inclining* Girdle," is adopted in Paris, at the orthopedic Institution of Doctor Tavernier, where prompt and complete cures have been effected, in presence of several physicians; and at Angers (Maine-et-Loire), in the establishment of Monsieur Hossard.

Madame Tavernier aided by governesses and the best professors of Paris attend to the education of the young ladies who are instructed in every branch of ornamental and scientific knowledge, as in the first seminaries.

Patients of the *protestant religion*, are watched over by a clergyman of that creed, and conducted to the *English Church* which is in the immediate vicinity of the Institution. Parents, or others appointed by them, may if required be accommodated with apartments in the establishment. Patients who may not wish to reside entirely in the Institution are received by Doctor Tavernier at appointed hours, or visited by him at their own houses, if the distance admits of it. The situation of the establishment is in every way desirable both for the salubrity of the air, and the beauty of the surrounding objects; its position being on a height, on the banks of the Seine, near the Bois de Boulogne, commanding a complete views of the Champ de-Mars, Meudon, etc. etc.

Prospectus containing the most ample testimonials of the success of the treatment or particulars of the school may be had of the "Directeur de l'Institut," or of the english library, 55, rue Neuve-Saint Augustin.

<hr>

IMPRIMERIE LANGE LÉVY ET Cⁱᵉ, RUE DU CROISSANT, 16.